国家医师资格考试"峰"向标

U0746547

乡村全科执业助理医师资格考试实践技能应试指导

主　编　张云峰
副主编　罗其鑫　程　雯　荆科峰
　　　　吴华俊　刘润军
编　者　吴　慧　余亚丽　雷　佳
　　　　张　奂　邹纪丽　丁国栋

中国健康传媒集团
中国医药科技出版社

内容提要

本书为"国家医师资格考试'峰'向标"之一,由具有多年医学考试授课经验的专家紧密围绕最新考试大纲编写而成。全书包括病史采集、体格检查和基本操作三大板块,涵盖考试所需要掌握的所有知识点。其中病史采集部分"金题峰向标",以高质量的模拟题展示大纲要求疾病,将答题得分点拆分开,如何紧扣题目答题拿分一目了然,有助于考生快速掌握相关疾病的诊断要点。体格检查及基本操作板块"金题峰向标",同样以模拟考场真题的形式呈现,将每一步操作的得分点拆分开,有利于考生掌握每一个操作细节。本书是参加乡村全科执业助理医师实践技能考试考生的"峰"向标。

图书在版编目(CIP)数据

乡村全科执业助理医师资格考试实践技能应试指导/张云峰主编.—北京:中国医药科技出版社,2020.4

国家医师资格考试"峰"向标

ISBN 978-7-5214-1659-6

Ⅰ..①乡… Ⅱ.①张… Ⅲ.①医师–资格考试–自学参考资料 Ⅳ.①R192.3

中国版本图书馆CIP数据核字(2020)第050891号

美术编辑 陈君杞
版式设计 友全图文

出版 **中国健康传媒集团** | 中国医药科技出版社
地址 北京市海淀区文慧园北路甲22号
邮编 100082
电话 发行:010-62227427 邮购:010-62236938
网址 www.cmstp.com
规格 787×1092mm $\frac{1}{16}$
印张 $10\frac{1}{4}$
字数 238千字
版次 2020年4月第1版
印次 2020年4月第1次印刷
印刷 三河市腾飞印务有限公司
经销 全国各地新华书店
书号 ISBN 978-7-5214-1659-6
定价 **34.00元**

获取新书信息、投稿、为图书纠错,请扫码联系我们。

前 言

医师资格考试是行业准入考试，是评价申请医师资格者是否具备从事医师工作所必须的专业知识与技能的考试，是一位医生执业生涯的起点。甚至可以说，通过了医师资格考试，才算一位真正的医生。医师资格考试考查科目众多，内容相对繁杂，考生平时工作任务重，生活琐事多，复习时间不足，而现行的各种考试辅导书籍大多篇幅长，内容多，且重点不够突出，文字不够精练，表述不够清楚，甚至将考生引入歧途，将错误的知识点传达给考生。使用这样的辅导书籍，怎能高效复习，通过考试？

笔者在多年的医学考试培训实践工作中，认真听取考生的意见，总结医学学习的经验，多方请教专家及老师，将所得融入本书。力求将知识点用最精准、最简明扼要、考生能够学会且时间足够学习的方式呈现给大家，争取让大家在复习之路上走得更轻松、更高效。

全书包括病史采集、体格检查和基本操作三大板块，内容严格按照医师资格考试实践技能大纲编写，涵盖考试所需要掌握的所有知识点。

其中病史采集部分"金题峰向标"，以高质量的模拟题展示大纲要求疾病，将答题得分点拆分开，如何紧扣题目答题拿分一目了然，有助于考生快速掌握相关疾病的诊断要点。体格检查及基本操作板块"金题峰向标"，同样以模拟考场真题的形式呈现，将每一步操作的得分点拆分开，有利于考生掌握每一个操作细节。

医师资格考试辅导是有社会责任感的事业，每帮助到一位考生，就是为社会奉献一位合格的、优秀的医生。每念及此，笔者都深深感觉到肩上的责任感和使命感，希望能够将更好、更有帮助的内容呈现给大家。愿每一位考生都能从本书中得到想要的帮助，愿每一位考生都能顺利而高效地通过医师资格考试。

张云峰

2020 年 3 月

目　录

考试说明

📖 考试内容及考试形式

第一考站：

（1）考试内容：病史采集。

（2）考试方法：笔试。

第二考站：

（1）考试内容：体格检查。

（2）考试方法：体格检查采用志愿者充当标准体检者完成操作。

第三考站：

（1）考试内容：临床基本操作。

（2）考试方式：心肺复苏和其他操作考试方法采用在医学教学模拟人或医用模块等设备上进行操作的方式，考官在操作后提出相关问题。

第四考站：

（1）考试内容：公共卫生基本操作。

（2）考试方式：考试方法采用医学教学考试器械进行操作，考官在操作后提出相关问题。

第五考站

（1）考试内容：中医基本操作。

（2）考试方式：考试方法采用在医学教学模拟人、医用模块等设备或志愿者身上进行操作的方式，考官在操作后提出相关问题。

📖 各站考试分数及考试时间

考站	考试项目	分值（分）	考试时间（分钟）
第一站	病史采集	30	20
第二站	体格检查	30	15
第三站	临床基本操作	20	15
第四站	公共卫生基本操作	10	8
第五站	中医基本操作	10	7
合计		100	65

备注：职业素质（沟通协作和人文关怀）融入到各考站中考核

考试合格分数线

乡村全科执业助理医师资格实践技能考试总分为100分，60分合格。

考试顺序

1. 考生凭准考证进考场分组，每组约10~15人。
2. 每组跟随引导员去不同教室，进行病史采集考试。
3. 答题完毕，出考场后抽签。
4. 根据抽签的不同，决定操作的题目。
5. 由引导员将考生带入各个不同教室，每个教室至少2名考官，进行操作考试。
6. 操作考试完毕由考官填写该考试科目的分数，交给引导员。
7. 再由引导员带领考生进入下一个考站的考场。
8. 考试结束，考生离场。引导员将考生各科目分数交给主考官。

应试技巧

1. 衣冠整洁。指甲修剪整齐，女生禁涂指甲油。
2. 对考官礼貌，进考场后先问候"老师好"。
3. 口齿清楚，条理清晰，语速适中。
4. 禁忌只操作，不口述。操作完毕要口述"操作完毕"。
5. 禁忌操作完毕后冷场，等考官提问。
6. 在每项操作完毕后，可小声向引导员询问分数。
7. 对失误的操作，请求考官再给一次机会。不放弃。
8. 严格的无菌观念，时时不可忘。
9. 平时工作中不常接触到的操作及仪器要重点记。考试涉及的仪器在考前最好都见过，并争取实际操作过。
10. 默写病史采集的试题。

考生通病

1. 条理不清晰，临床思维不严密。
2. 查体手法不规范，结果欠准确，数据欠合理，很多考生会说却不会做。
3. 基本操作无菌观念不强，操作不规范。
4. 人文关怀不够，表情死板。

第一考站　病史采集

考试大纲规定的14个常见症状

1. 发热 2. 水肿 3. 咳嗽与咳痰

4. 咯血 5. 胸痛 6. 呕血与便血

7. 腹痛 8. 腹泻 9. 黄疸

10. 尿频、尿急与尿痛 11. 血尿 12. 阴道出血

13. 头痛 14. 意识障碍

病史采集内容

一、现病史

病因诱因	精神心理诱因：情绪变化、紧张等 环境、躯体诱因：着凉（通常呼吸系统、消化系统）、受累（通常心血管系统、呼吸系统）、饮食（通常消化系统）、药物（通常心血管系统、呼吸系统、消化系统）等 （小技巧：实在不会就写无明显诱因）
主要症状特点	部位、性质、程度（次数、缓急）、类型、时间规律（起病、持续或加重时间），影响因素（加重或缓解因素）、发展及演变等 （小技巧：实在不会写所有症状都写"××的部位、性质、程度、时间规律、影响因素"。注意灵活运用）

每个症状的答题规律

1. 发热 程度和热型（每日体温变化规律），有无畏寒、寒战。

2. 疼痛 具体部位、程度、性质、发作频率、持续时间，加重或缓解因素。

（1）咽痛：发生的时间、性质（是锐性痛还是钝痛），咽痛有无放射到其他部位如耳部，吞咽时咽痛有无加重。

（2）胸痛：具体部位、性质、程度、发作频率、持续时间，有无放射痛，加重或缓解因素（与活动、呼吸的关系）。

（3）腹痛：具体部位、性质、程度、发作频率，有无放射痛，与排便的关系，加重或缓解因素（与饮食的关系）。

（4）头痛：具体部位、性质、程度、发作频率、持续时间，加重或缓解因素。

3. 咯血 咯血的量、颜色、性状。痰与血的相混情况。

4. 咳嗽与咳痰

（1）咳嗽：性质、音色、程度，发生的时间和规律，加重或缓解因素。有无咳痰，痰的性状和量。

（2）咳痰：性状、量、颜色，有无异味，有无季节性，加重或缓解因素，是否带血。

5. 呕血与便血

（1）呕血：次数、量、具体颜色，是否混有食物；

（2）黑便：次数、量、具体性状、颜色。

6. 腹泻 每日大便次数、量、性状、颜色，加重或缓解因素。

7. 黄疸 发生部位、颜色，有无巩膜黄染、皮肤瘙痒及皮肤黏膜出血。大小便：尿色、尿量，粪便颜色（如有无白陶土样便）。

8. 尿急、尿频、尿痛

（1）尿急：程度，有无排尿困难、溢尿。

（2）尿频：排尿频率、每次排尿量，与尿急的关系。

（3）尿痛：具体部位、性质、程度、出现的时间。

9. 血尿 具体尿色，有无血凝块，是否为全程血尿，呈间歇性还是持续性。

10. 意识障碍 程度、发生的经过及变化情况。

伴随症状	伴随症状与主、次要症状需要有相关性，包括有临床意义的阴性症状（鉴别诊断用），如腹痛问是否伴呕吐、腹泻、发热
诊疗经过	是否到其他医院就诊过，做过哪些检查（小技巧：不记得该查哪些检查，写血尿便三大常规、胸片、心电图，总能沾上边！）
	用药情况，疗效如何（具体治疗药物、方法、用量、疗效）（小技巧：不会写，都写"未经正规治疗"）
一般情况	饮食、睡眠、二便、体重、精神状态等，注意位置变了

提示：现病史书写难点在于主要症状特点和伴随症状。

【伴随症状的小结】

所有系统的"万金油"：发热、乏力！

呼吸系统的症状：胸痛、胸闷、咳嗽与咳痰、咯血、呼吸困难、咽痛。

循环系统的症状：胸痛、心悸、双下肢水肿、腹痛、头晕、乏力。

消化系统的症状：腹痛、恶心与呕吐、呕血与便血、腹泻与便秘、黄疸、消瘦。

泌尿系统的症状：无尿、少尿与多尿、尿急、尿频、尿痛、血尿、泡沫尿、水肿。

内分泌系统症状：多饮、多食、多尿、消瘦、心悸、怕热、多汗。

神经系统症状：头晕、头痛、抽搐与惊厥、肢体活动障碍、失语、眩晕、意识障碍。

二、其他相关病史

1.有无药物和（或）食物过敏史。

2.有无类似发作史，家族史情况，烟酒嗜好，高血压、糖尿病、心脏病及其他慢性病史。儿童喂养史（接种史），女性月经史、婚育史。

3.若有既往病史，需询问该病的诊疗情况。

📋 病史采集的技巧

（一）条理性强，抓住重点

病史采集过程组织合理，一定要以主诉症状为重点，先将其纵向问深、问透，然后再针对与鉴别诊断相关的阳性或阴性症状（即伴随症状）进行横向询问。如一位发热的病人，应以发热为询问的重点，询问发热可能的诱因、起病的缓急、病程的长短、加重或缓解的因素、热度和发热的特点，确定热型，将发热纵向问深、问透。然后再进行对有助于鉴别诊断的伴随症状的横向询问，如伴有寒战，见于肺炎链球菌肺炎、败血症等；伴有腹痛，可见于急性细菌性痢疾、急性胆囊炎、急性阑尾炎等；伴尿频、尿急、尿痛，见于尿路感染等。还有一些伴随症状，不一一列举。

（二）紧密围绕病情询问

在病史采集过程中，一定要使病人所谈的内容紧密围绕病情，以免离题太远，影响病史采集的效果。这里面有一个重要的问题，就是医患沟通的技巧问题，这是能做到紧密围绕病情询问的重要保证。

（三）运用思维和判断

在病史采集过程中，要不断将采集到的信息运用思维和联想，加以分析、综合和判断，逐步形成对病人可能所患疾病的诊断意见，即从"症状"上升至"疾病"，而不是单纯笔录的被动过程。问诊过程中一定要自始至终贯彻运用临床思维分析的原则。

（四）病史采集语言要通俗易懂，避免使用复杂难懂的医学术语、暗示性语言和逼问

在病史采集过程中，要有语言技巧，使问诊清晰、明确，容易回答，并适当停顿，给病人思考和提问的时间。一定要用通俗易懂的语言，避免使用病人不易懂的医学术语生硬地询问，如"鼻窦炎"和"里急后重"等。因为这些术语即使是对文化程度较高的病人来说，也难以理解，甚至可能被理解错误，以致带来一个不准确的病史资料，导致诊断错误。在病史采集过程中，还应避免使用暗示性语言和逼问，这样更会带来一个不准确的病史资料，导致诊断错误。

（五）注意病史采集过程中的态度

医师必须对病人有高度的责任心和同情心，态度要和蔼可亲，耐心体贴，礼貌称谓，保护隐私，在病史采集一开始就主动形成一种体贴入微及宽松和谐的气氛，这对顺利完成病史采集是非常重要的。

上述病史采集的内容和病史采集的技巧适用于所有症状、体征或疾病的问诊。关于病史采集的具体内容将在下面分别予以介绍。

【小结】

1. 备考策略
考试时间有限，需要对模板熟悉，考试时方可工整写完。
小技巧是在实在不会的情况下再用。

2. 考生丢分点
（1）题号写错；
（2）书写不工整扣去印象分；
（3）问诊内容不全面。

3. 应试要求
——从主诉开始，紧密围绕病情询问。
——注意系统性、目的性（重点明确，层次清晰），三思作答。
——卷面整洁，文字工整，无错别字，错字划斜线。
——答错不扣分，漏答不得分，答对采分点即得分。
——精确把握时间，自信应对考试。

常见症状

一、发热

发热是指人的体温超过正常高限，是体温调节异常的结果。人的正常体温随测量部位不同而异。

腋温为36~37℃，口温为36.3~37.2℃，肛温为36.5~37.7℃。正常人体温常可有变异，一般上午体温较低，下午体温略高，24小时内波动幅度不超过1℃；妇女排卵后体温较高，月经期体温较低；运动或进食后体温略高；老年人体温略低。

（一）常见病因

发热的病因通常分为感染性和非感染性两大类，而以感染性更常见。

1. 感染性发热

（1）急、慢性传染病。

（2）急、慢性全身性或局灶性感染性疾病：各种病原体包括细菌、病毒、真菌、支原体、立克次体、螺旋体、寄生虫等。

2. 非感染性发热

（1）风湿性疾病

（2）恶性肿瘤

（3）无菌性组织坏死

（4）内分泌及代谢疾病

（5）中枢神经系统疾病

（6）物理、化学因素

（7）变态反应

（8）其他：如植物神经功能紊乱影响正常体温调节。

（二）临床特点

1. 发热的分度

根据体温的高低不同，将发热分为如下四度，见下表。

分度	体温
低热	37.3~38℃
中等度热	38.1~39℃
高热	39.1~41℃
超高热	41℃以上

2. 发热的分期和常见热型

（1）分期：自发病起可分为体温上升期、高热期和体温下降期。

（2）常见热型特点见下表。

热型	体温	特点	常见疾病
稽留热	持续于39~40℃以上	达数日或数周，24小时波动范围不超过1℃	肺炎链球菌性肺炎、伤寒、斑疹伤寒等的高热期
弛张热	39℃以上	24小时内体温差达2℃以上，最低时一般仍高于正常水平	败血症、风湿热、重症肺结核、化脓性炎症等
间歇热	高热期与无热期交替出现	体温波动幅度可达数度，无热期（间歇期）可持续1日至数日，反复发作	疟疾、急性肾盂肾炎等
回归热	骤然升至39℃以上	持续数日后又骤然下降至正常水平，高热期与无热期各持续若干日后即有规律地交替一次	回归热、霍奇金病等
波状热	逐渐升高达39℃或以上	数天后逐渐下降至正常水平，持续数天后再逐渐升高，如此反复多次	布鲁氏菌病
不规则热	无一定规律	无一定规律	结核病、风湿热、支气管肺炎、渗出性胸膜炎、感染性心内膜炎等

金题峰向标 1

简要病史：女，33岁。发热伴双侧颈部淋巴结肿大5天，门诊就诊。

要求：请围绕以上简要病史，将应该询问的患者现病史及其他相关病史的内容写在答题纸上。

考试时间：10分钟

评分标准（总分15分）

一、问诊内容（14分）

（一）现病史（11分）

1. 根据主诉及相关鉴别要点询问（8分）

（1）发病诱因：有无头面部皮肤和器官外伤、感染，有无受凉、劳累。（1分）

（2）发热：程度、热型，有无畏寒、寒战。（2分）

（3）淋巴结肿大：如何发现，具体部位，大小和数量，有无疼痛，是否呈进行性肿大，局部皮肤有无变化，有无发现其他部位淋巴结肿大。（答对1项得0.5分，满分2分）

（4）伴随症状：有无咽痛、牙痛、流涕、咳嗽，有无口腔溃疡、关节痛，有无盗汗、消瘦。（答对1项得0.5分，满分3分）

2. 诊疗经过（2分）

（1）是否曾就诊，做过何种检查，结果如何。（答对1项得0.5分，满分1分）

（2）治疗情况：是否用过药物，疗效如何。（答对1项得0.5分，满分1分）

3. 一般情况　发病以来精神、饮食、睡眠、大小便情况。（1分）

（二）其他相关病史（3分）

1. 有无药物过敏史。（1分）

2. 与该病有关的其他病史：有无结核病、肿瘤、风湿性疾病病史，有无相关疾病家族史。（2分）

二、问诊技巧（1分）

1. 条理性强，能抓住重点。（0.5分）

2.能够围绕病情询问。（0.5分）

金题峰向标 2

简要病史：女，25岁。发热伴面颊部红斑10天，门诊就诊。

要求：请围绕以上简要病史，将应该询问的患者现病史及其他相关病史的内容写在答题纸上。

考试时间：10分钟

评分标准（总分15分）

一、问诊内容（14分）

（一）现病史（11分）

1.根据主诉及相关鉴别要点询问（8分）

（1）发病诱因：有无服用某些药物、接触化学试剂，有无感染、日光照射。（1分）

（2）发热：程度、热型、有无畏寒、寒战。（2分）

（3）面颊部红斑：外形、部位、大小，两侧是否对称，与日照的关系。局部有无疼痛、瘙痒，其他部位皮肤有无皮疹。（答对1项得0.5分，满分3分）

（4）伴随症状：有无口腔溃疡、关节疼痛，有无贫血、出血、脱发，有无水肿、尿泡沫增多。（答对1项得0.5分，满分2分）

2.诊疗经过（2分）

（1）是否曾就诊，做过何种检查，结果如何。（答对1项得0.5分，满分1分）

（2）治疗情况：是否用过药物，疗效如何。（答对1项得0.5分，满分1分）

3.一般情况（1分）

发病以来精神、饮食、睡眠、大小便、体重变化情况。（答对1项得0.25分，满分1分）

（二）其他相关病史（3分）

1.有无药物过敏史。（1分）

2.与该病有关的其他病史：有无心脏病、肺部疾病、肾病病史，有无风湿性疾病、皮肤病病史。（答对1项得0.5分，满分2分）

二、问诊技巧（1分）

1.条理性强，能抓住重点。（0.5分）

2.能够围绕病情询问。（0.5分）

金题峰向标 3

简要病史：男童，5岁。发热、咽痛2天，门诊就诊。

要求：请围绕以上简要病史，将应该询问的患者现病史及其他相关病史的内容写在答题纸上。

考试时间：10分钟

评分标准（总分15分）

一、问诊内容（14分）

（一）现病史（9分）

1.根据主诉及相关鉴别要点询问（6分）

（1）发病诱因：有无受凉、劳累。（1分）

（2）发热：程度、规律，有无畏寒、寒战。（1分）

（3）咽痛：程度，加重及缓解因素，与发热的时间关系。（答对1项得0.5分，满分1分）

（4）伴随症状：有无头痛、鼻塞、流涕、打喷嚏，有无咳嗽、咳痰、呼吸困难、声音嘶哑，有无皮疹。（答对1项得0.5分，满分3分）

2.诊疗经过（2分）

（1）是否曾就诊，做过何种检查，结果如何。（答对1项得0.5分，满分1分）

（2）治疗情况：是否用过药物，疗效如何。（答对1项得0.5分，满分1分）

3.一般情况（1分）

发病以来精神、饮食、睡眠、大小便、体重变化情况。（答对1项得0.25分，满分1分）

（二）其他相关病史（5分）

1.有无药物过敏史。（1分）

2.与该病有关的其他病史：有无出疹性疾病、慢性扁桃体炎、手足口病病史，有无活禽接触史，有无其他传染病病史或接触史。（答对1项得0.5分，满分2分）

3.发病前后周围幼儿有无类似发病者。（0.5分）

4.出生史，喂养史，生长发育情况，疫苗接种史。（答对1项得0.5分，满分1.5分）

二、问诊技巧（1分）

1.条理性强，能抓住重点。（0.5分）

2.能够围绕病情询问。（0.5分）

二、水肿

水肿是指血管外的组织间隙有过多的液体积聚。当液体积聚超过体重的4%~5%时可表现为显性水肿。全身性水肿为液体在组织间隙内弥漫分布，若皮肤受压后出现凹陷，称为凹陷性水肿；局限性水肿为液体在组织间隙内局部分布，这种水肿可以是凹陷性，也可以是非凹陷性。水肿严重者可以出现腹腔、胸腔积液。脑水肿、肺水肿的形成机制特殊，不属于本节讨论范围。

人体内的水2/3为细胞内液，1/3为细胞外液；细胞外液中血管内占1/4，组织间隙液占3/4。在生理状态下，血液静水压、血浆胶体渗透压、组织液静水压、组织液胶体渗透压和毛细血管通透性是维持血管内外液体平衡的主要因素，少部分组织液可通过淋巴管回流入液。组织液的形成和吸收处于动态平衡时，机体不发生水肿。

水肿考点总结

考点	具体内容
概念	人体组织间隙有过多的液体积聚使组织肿胀称为水肿
水肿分型	①全身性水肿：液体在体内组织间呈弥漫性分布（常为凹陷性）。②局部性水肿：液体积聚在局部组织间隙
常见疾病	右心衰竭、下肢静脉血栓形成、肝硬化、甲状腺功能减退症、蛋白质-热能营养不良、肾小球肾炎、肾病综合征

续表

考点	具体内容
水肿主要产生机制	①钠与水的潴留：如继发性醛固酮增多症等。②毛细血管滤过压升高：如右心衰竭等。③毛细血管通透性增高：如急性肾炎等。④血浆胶体渗透压降低：通常继发于血清白蛋白减少，如慢性肾炎、肾病综合征等。⑤淋巴液或静脉回流受阻：如丝虫病或血栓性静脉炎等
心源性水肿	特点是首先出现于身体下垂部分
肾源性水肿	特点是疾病早期晨间起床时有眼睑与颜面水肿，以后发展为全身水肿（肾病综合征时为重度水肿）
询问病史	了解水肿的起始部位、发展速度和既往病史，查体应注意鉴别凹陷性与非凹陷性水肿、炎症性与非炎症性水肿、全身性与局限性水肿

金题峰向标 1

简要病史：女52岁，全身进行性水肿3个月，尿量减少1周，门诊就诊。

要求：作为住院医师，请围绕以上简要病史，将应该询问的患者现病史及其他相关病史的内容写在答题纸上。

时间：10分钟

评分标准（总分15分）

一、问诊内容（13分）

（一）现病史（10分）

1. 根据主诉及相关鉴别要点询问

（1）发病诱因：有无劳累、感染、服用药物。（1分）

（2）水肿：首发部位、发展顺序、发展速度、累及范围和程度，是否凹陷性，是否对称性，加重或缓解因素（与活动及体位的关系）。（2.5分）

（3）排尿情况：具体尿量及尿色改变，尿中有无泡沫，有无尿频、尿急、尿痛、排尿困难。（1.5分）

（4）伴随症状：有无心悸、呼吸困难，有无皮肤黄染、纳差、腹胀，有无怕冷、反应迟钝，有无发热、皮疹、光过敏。（2分）

2. 诊疗经过

（1）是否曾到医院就诊，做过哪些检查：尿常规、肝肾功能、腹部B超。（1分）

（2）治疗情况：是否用过利尿剂治疗，疗效如何。（1分）

3. 一般情况

发病以来饮食、睡眠、大便及体重变化情况。（1分）

（二）其他相关病史（3分）

1. 有无药物过敏史。（0.5分）

2. 与该病有关的其他病史：有无心脏病、肺部疾病、肝病、肾病、甲状腺疾病病史，有无肿瘤、营养不良史。月经与婚育史。（2.5分）

二、问诊技巧（2分）

1. 条理性强，能抓住重点。（1分）

2. 能够围绕病情询问。（1分）

金题峰向标 2

简要病史：女，47岁。双下肢水肿半年，加重半个月，门诊就诊。既往有高血压病史 10年。

要求：作为住院医师，请围绕以上简要病史，将应该询问的患者现病史及其他相关病史的内容写在答题纸上。

时间：10分钟

评分标准（总分15分）

一、问诊内容（13分）

（一）现病史（10分）

1. 根据主诉及相关鉴别要点询问

（1）发病诱因：有无劳累、感染、服用药物。（1分）

（2）水肿：最早出现的部位，发生急缓、程度，是否凹陷性，是否对称性，持续性还是间断性。加重或缓解因素（与活动及体位的关系）（2.5分）

（3）伴随症状

①有无心悸，有无呼吸困难、咳嗽、咳痰，有无纳差、腹胀，有无皮肤颜色变化，有无怕冷、反应迟钝，有无下肢静脉曲张。（2.5分）

②有无少尿、尿频、尿急、尿痛、尿中泡沫增多及排尿困难。（1分）

2. 诊疗经过

（1）是否曾到医院就诊，做过哪些检查：尿常规、肝肾功能、甲状腺功能、腹部B超、超声心动图、心电图。（1分）

（2）治疗情况：是否用过利尿剂治疗，疗效如何。（1分）

3. 一般情况　发病以来精神、睡眠、大便及体重变化情况。（1分）

（二）其他相关病史（3分）

1. 有无药物过敏史。（0.5分）

2. 高血压治疗情况。（1分）

3. 与该病有关的其他病史：有无心脏病、肺部疾病、肝病、肾病和甲状腺疾病病史，有无营养不良史，有无外伤、手术史。月经与婚育史。（1.5分）

二、问诊技巧（2分）

1. 条理性强，能抓住重点。（1分）

2. 能够围绕病情询问。（1分）

金题峰向标 3

简要病史：男，45岁。双下肢水肿3个月，气短2周，门诊就诊。既往有"风湿性心脏瓣膜病"病史7年。

要求：作为住院医师，请围绕以上简要病史，将应该询问的患者现病史及其他相关病史的内容写在答题纸上。

时间：10分钟

评分标准（总分15分）

一、问诊内容（13分）

（一）现病史（10分）

1. 根据主诉及相关鉴别要点询问

（1）发病诱因：有无受凉、劳累、情绪激动、感染。

（2）水肿：发生的缓急、程度，是否为凹陷性、对称性，有无其他部位水肿，加重或缓解因素（与活动及体位的关系）。（2分）

（3）呼吸困难（气短）：出现的时间及程度，是阵发性还是持续性，有无夜间发作，加重或缓解因素（与活动及体位的关系）。（2分）

（4）伴随症状

①有无发热、咳嗽、咳痰、咯血，有无胸痛、胸闷、心悸，有无黑蒙、晕厥，有无腹胀、腹痛，有无尿量减少。（1.5分）

②有无关节肿胀、皮肤红斑及皮下结节。（0.5分）

2. 诊疗经过

（1）是否曾到医院就诊，做过哪些检查：血常规，肝、肾功能，胸部X线片，心电图，超声心动图。（1分）

（2）治疗情况：是否用过利尿剂及洋地黄类药物治疗，疗效如何。（1分）

3. 一般情况 发病以来饮食、睡眠、大便及体重变化情况。（1分）

（二）其他相关病史（3分）

1. 有无药物过敏史。（0.5分）

2. "风湿性心脏瓣膜病"诊治情况。（0.5分）

3. 与该病有关的其他病史：有无高血压病史，有无反复上呼吸道感染、心律失常病史，有无肝病、肾病、营养不良病史，有无下肢静脉曲张病史，有无手术史。（0.5分）

二、问诊技巧（2分）

1. 条理性强，能抓住重点。（1分）

2. 能够围绕病情询问。（1分）

金题峰向标 4

简要病史：男，65岁。双下肢水肿3个月，心悸2小时，急诊就诊。

要求：作为住院医师，请围绕以上简要病史，将应该询问的患者现病史及其他相关病史的内容写在答题纸上。

时间：10分钟

评分标准（总分15分）

一、问诊内容（13分）

（一）现病史（10分）

1. 根据主诉及相关鉴别要点询问

（1）发病诱因：有无剧烈运动、外伤、劳累、精神紧张、感染、服用药物。（1分）

（2）水肿：发生的缓急及程度，是否为凹陷性、对称性，其他部位有无水肿，加重或缓解因素（与体位变化和活动的关系）。（2分）

（3）心悸：发作方式，是阵发性还是持续性，发作时的脉率和节律，加重或缓解因素。（1分）

（4）伴随症状

①有无胸痛，有无头晕、黑蒙、晕厥，有无腹胀、尿量及尿色改变。（1分）

②有无发热、咳嗽、咳痰、咯血、呼吸困难。（1分）

③有无消瘦、多汗、易饥。（1分）

2. 诊疗经过

（1）是否曾到医院就诊，做过哪些检查：肝肾功能、甲状腺功能、心电图、超声心动图。（1分）

（2）治疗情况：是否用过利尿剂治疗，疗效如何。（1分）

3. 一般情况　发病以来饮食、睡眠及大便情况。（1分）

（二）其他相关病史

1. 有无药物过敏史。（0.5分）

2. 与该病有关的其他病史：有无高血压、心脏病、甲状腺功能亢进症、糖尿病、慢性肾病、肝病、肺部疾病、营养不良性疾病病史。有无手术、外伤史。有无烟酒嗜好。有无心脏病家族史。（2.5分）

二、问诊技巧（2分）

1. 条理性强，能抓住重点。（1分）

2. 能够围绕病情询问。（1分）

三、咳嗽与咳痰

（一）概念

1. 咳嗽

是一种突然的、暴发式的呼气运动，有助于清除呼吸道内的分泌物或异物，其本质是一种保护性反射。

2. 咳痰

是借助气管、支气管黏膜上皮细胞的纤毛运动、支气管平滑肌的收缩及咳嗽时的用力呼气等将呼吸道内的痰液排出的过程。

（二）临床特点

1. 呼吸系统疾病

（1）干咳：干咳常常是急性上、下呼吸道感染最开始的表现。还见于主要累及肺间质的感染。胸膜病变、吸入刺激性烟雾或异物也可引起干咳。

临床上长期持续干咳常为非感染性呼吸道疾病，如咳嗽变异型哮喘、支气管内肿物或肺淤血等疾病。还有慢性鼻炎、鼻窦炎等引起的上气道咳嗽综合征；血管紧张素转换酶抑制剂（ACEI）的副作用和胃食管反流等。少见的原因包括气管或支气管外的压迫，特别是纵隔肿物或主动脉瘤；种类众多的肺间质病变等。

（2）咳痰：脓性痰是气管、支气管树和肺部感染的可靠标志。痰液的性状对诊断有提示作用。如，铁锈色痰是肺炎球菌肺炎的常见表现；砖红色胶冻样痰可见于肺炎克雷白杆菌肺炎；带有臭味的脓性痰常常见于厌氧菌感染，如肺脓肿。

慢性咳嗽、咳痰最常见的原因是慢性支气管炎。支气管扩张、肺脓肿的痰液留置后可出现分层，从上至下分别为泡沫、黏液和坏死性物质。如果痰液转为脓性或颜色发生改变，则提示继发了细菌感染。大量白色泡沫样痰是细支气管肺泡癌的一种少见但具有特征性的临床表现。

2. 心血管系统疾病

咳嗽是急慢性充血性心力衰竭的临床表现之一。大量粉红色泡沫样痰见于急性左心衰竭。慢性充血性心力衰竭患者常常于夜间咳嗽加重。

咳嗽与咳痰考点总结

考点	具体内容
常见原因	呼吸道疾病、胸膜疾病、心血管疾病、中枢神经因素
常见病	支气管扩张、支气管哮喘、慢性阻塞性肺疾病、肺炎、肺脓肿、肺癌、肺结核、肺栓塞、二尖瓣狭窄、急性左心衰竭
咳嗽的性质	①干性咳嗽：指咳嗽无痰或痰量甚少，见于急性咽喉炎、急性支气管炎初期、胸膜炎、喉癌、二尖瓣狭窄、原发性肺动脉高压等。②湿性咳嗽：指咳嗽伴有痰液，见于慢性支气管炎、肺炎、肺脓肿、支气管扩张症、空洞型肺结核等
咳嗽的音色	是指咳嗽声音的特点。①咳嗽声音嘶哑：多见于声带炎、喉炎、喉结核、喉癌和喉返神经麻痹等。②金属音调咳嗽：见于纵隔肿瘤、主动脉瘤或支气管癌、淋巴瘤、结节病压迫气管等。③阵发性连续剧咳伴有高调吸气回声（鸡鸣样或犬吠样咳嗽）：见于百日咳、会厌、喉部疾患和气管受压。④咳嗽声音低微或无声：见于极度衰弱或声带麻痹患者

金题峰向标 1

简要病史：男，34 岁。咳嗽伴低热 1 个月，门诊就诊。

要求：请围绕以上简要病史，将应该询问的患者现病史及其他相关病史的内容写在答题纸上。

考试时间：10 分钟

评分标准（总分 15 分）

一、问诊内容（14 分）

（一）现病史（10 分）

1. 根据主诉及相关鉴别要点询问（7 分）

（1）发病诱因：有无劳累、受凉、营养不良。（答对 1 项得 0.5 分，满分 1 分）

（2）咳嗽：性质、音色，持续性或发作性、持续时间，加重、缓解因素，有无咳痰，痰的颜色、气味、量。（答对 1 项得 0.5 分，满分 3 分）

（3）发热：何时发热，具体体温。（1 分）

（4）伴随症状：有无咯血、胸痛、呼吸困难、盗汗、消瘦、腹泻。（答对 1 项得 0.5 分，满分 2 分）

2. 诊疗经过（2 分）

（1）是否曾就诊，做过何种检查，结果如何。（答对 1 项得 0.5 分，满分 1 分）

（1）治疗情况：是否用过药物，疗效如何。（答对1项得0.5分，满分1分）

3. 一般情况（1分）

发病以来精神、饮食、睡眠、大小便情况。（1分）

（二）其他相关病史（4分）

1. 有无药物过敏史。（1分）

2. 与该病有关的其他病史：有无心脏病、肺部疾病、糖尿病、肿瘤病史，有无传染病病史及接触史。有无吸烟史。（3分）

二、问诊技巧（1分）

1. 条理性强，能抓住重点。（0.5分）

2. 能够围绕病情询问。（0.5分）

金题峰向标 2

简要病史：男，65岁。间断咳嗽、咳痰10年，再发并加重2天入院。吸烟史20年。

要求：请围绕以上简要病史，将应该询问的患者现病史及其他相关病史的内容写在答题纸上。

考试时间：10分钟

评分标准（总分15分）

一、问诊内容（14分）

（一）现病史（11分）

1. 根据主诉及相关鉴别要点询问（8分）

（1）病情加重诱因：有无受凉、劳累、上呼吸道感染。（答对1项得0.5分，满分1分）

（2）10年来咳嗽、咳痰情况：有无季节性，咳嗽性质、音色、持续性或发作性、持续时间，加重、缓解因素，痰的颜色、气味、量。（答对1项得0.5分，满分3分）

（3）2天来咳嗽、咳痰加重的具体情况。（1分）

（4）伴随症状：有无咯血、胸痛、发热、呼吸困难、口唇发绀、意识障碍、下肢水肿。（答对1项得0.5分，满分3分）

2. 诊疗经过（2分）

（1）是否曾就诊，做过何种检查，结果如何。（答对1项得0.5分，满分1分）

（2）治疗情况：是否用过药物，疗效如何。（答对1项得0.5分，满分1分）

3. 一般情况（1分）

近期精神、饮食、睡眠、大小便、体重变化情况。（答对1项得0.25分，满分1分）

（二）其他相关病史（3分）

1. 有无药物过敏史。（1分）

2. 与该病有关的其他病史：有无慢性阻塞性肺疾病、肺结核、支气管扩张症病史，有无高血压、心脏病病史。每日吸烟量。职业。（答对1项得0.5分，满分2分）

二、问诊技巧（1分）

1. 条理性强，能抓住重点。（0.5分）

2.能够围绕病情询问。（0.5分）

金题峰向标 3

简要病史：女，75岁。发热3天，咳嗽、咳痰1天，门诊就诊。

要求：请围绕以上简要病史，将应该询问的患者现病史及其他相关病史的内容写在答题纸上。

考试时间：10分钟

评分标准（总分15分）

一、问诊内容（14分）

（一）现病史（11分）

1. 根据主诉及相关鉴别要点询问（8分）

（1）发病诱因：有无受凉、劳累、呛咳、误吸。（答对1项得0.5分，满分1分）

（2）发热：程度、热型，有无畏寒、寒战。（1分）

（3）咳嗽：性质、音色，持续性或发作性，加重、缓解因素。（答对1项得0.5分，满分2分）

（4）咳痰：痰的颜色、气味、量，1天内的变化。（答对1项得0.5分，满分1.5分）

（5）伴随症状：有无鼻塞、流涕，有无咯血、胸痛、呼吸困难，有无下肢水肿、盗汗。（答对1项得0.5分，满分2.5分）

2. 诊疗经过（2分）

（1）是否曾就诊，做过何种检查，结果如何。（答对1项得0.5分，满分1分）

（2）治疗情况：是否用过药物，疗效如何。（答对1项得0.5分，满分1分）

3. 一般情况（1分）

近期精神、饮食、睡眠、大小便、体重变化情况。（答对1项得0.25分，满分1分）

（二）其他相关病史（3分）

1.有无药物过敏史。（0.5分）

2.与该病有关的其他病史：有无结核病、慢性支气管炎、慢性阻塞性肺疾病、支气管哮喘、支气管扩张症病史，有无传染病接触史，有无吸烟史。有无肿瘤家族史。（答对1项得0.5分，满分2.5分）

二、问诊技巧（1分）

1.条理性强，能抓住重点。（0.5分）

2.能够围绕病情询问。（0.5分）

金题峰向标 4

简要病史：男，18岁。高热、咳嗽、咳痰3天，门诊就诊。

要求：请围绕以上简要病史，将应该询问的患者现病史及其他相关病史的内容写在答题纸上。

考试时间：10分钟

评分标准（总分15分）

一、问诊内容（14分）

（一）现病史（12分）

1. 根据主诉及相关鉴别要点询问（9分）

（1）发病诱因：有无受凉、醉酒、劳累。（答对1项得0.5分，满分1分）

（2）发热：具体体温、热型，有无畏寒、寒战。（2分）

（3）咳嗽：性质、音色，持续性或发作性，加重、缓解因素。（2.5分）

（4）咳痰：痰液颜色、气味、量。（1.5分）

（5）伴随症状：有无胸痛、胸闷、呼吸困难，有无头晕、心悸。（答对1项得0.5分，满分2分）

2. 诊疗经过（2分）

（1）是否曾就诊，做过何种检查，结果如何。（答对1项得0.5分，满分1分）

（2）治疗情况：是否用过药物，疗效如何。（答对1项得0.5分，满分1分）

3. 一般情况 近期精神、饮食、睡眠、大小便、体重变化情况。（答对1项得0.25分，满分1分）

（二）其他相关病史（2分）

1. 有无药物过敏史。（0.5分）

2. 与该病有关的其他病史：有无肺结核、支气管扩张症、心脏病病史，有无传染性疾病接触史。（答对1项得0.5分，满分1.5分）

二、问诊技巧（1分）

1. 条理性强，能抓住重点。（0.5分）

2. 能够围绕病情询问。（0.5分）

四、咯血

咯血是指喉及喉部以下呼吸道或肺组织出血，经口腔咯出。咯血大多数为呼吸和循环系统疾病所致。24小时咯血量在100ml以内为小量咯血，100~500ml为中等量咯血，500ml以上（或一次咯血超过300ml）为大咯血。病变的严重程度与咯血量并不完全一致。见表2-6。

支气管炎、支气管肺癌一般咯血量较小；支气管扩张、空洞型肺结核往往表现为大咯血；弥漫性肺泡出血，表现为程度不同的咯血，严重时可以发生大咯血和呼吸衰竭。急性左心衰竭致左心房压力急剧升高可引起严重的肺泡出血。有全身出血倾向的疾病，如血小板减少性紫癜和白血病等很少引起咯血，但是一旦发生咯血，就可能演变为大咯血，或伴发其他内脏和皮肤的严重出血。

钩端螺旋体病和流行性出血热是引起咯血的重要的传染病。前者的肺出血型可以引起致命性大咯血，后者则因为全身的小血管受累而出现包括咯血在内的多部位的出血。

一般小量到中等量咯血大多可以自行终止。

咯血考点总结

考点	具体内容
咯血量	每日咯血量 < 100ml 以内为小量，100~500ml 为中等量，> 500ml（或一次咯血 300~500ml）为大量。大量咯血主要见于空洞型肺结核、支气管扩张症和慢性肺脓肿
支气管肺癌咯血	主要表现为持续或间断痰中带血，少有大咯血
咯血伴发热	见于肺结核、肺炎、肺脓肿、流行性出血热等
咯血伴胸痛	见于大叶性肺炎、肺结核、肺梗死、支气管肺癌等

金题峰向标 1

简要病史：女，70岁。干咳半个月、咯血3天，门诊就诊。

要求：请围绕以上简要病史，将应该询问的患者现病史及其他相关病史的内容写在答题纸上。

考试时间：10分钟

评分标准（总分15分）

一、问诊内容（14分）

（一）现病史（11分）

1. 根据主诉及相关鉴别要点询问（8分）

（1）发病诱因：有无受凉、感染、劳累、胸部外伤、剧烈咳嗽，有无服用抗凝或抗血小板药物。（答对1项得0.5分，满分2分）

（2）咳嗽：音色，持续性或发作性、持续时间，加重、缓解因素。（答对1项得0.5分，满分1.5分）

（3）咯血：量、性状，血中混有物情况，持续性或发作性，加重、缓解因素。（答对1项得0.5分，满分2分）

（4）伴随症状：有无发热、乏力、盗汗、胸痛、呼吸困难、心悸、胸痛、恶心、呕吐、鼻衄、黏膜及皮肤下出血。（答对1项得0.25分，满分2.5分）

2. 诊疗经过（2分）

（1）是否曾就诊，做过何种检查，结果如何。（答对1项得0.5分，满分1分）

（2）治疗情况：是否用过药物，疗效如何。（答对1项得0.5分，满分1分）

3. 一般情况 近期精神、饮食、睡眠、大小便、体重变化情况。（答对1项得0.25分，满分1分）

（二）其他相关病史（3分）

1. 有无药物过敏史。（0.5分）

2. 与该病有关的其他病史：有无肺结核、支气管扩张症、心脏病、胃食管反流病、消化性溃疡、出血性疾病、肿瘤病史，职业病史，有无吸烟史。（答对1项得0.5分，满分2.5分）

二、问诊技巧（1分）

1. 条理性强，能抓住重点。（0.5分）

2. 能够围绕病情询问。（0.5分）

金题峰向标 2

简要病史：男，30岁。低热伴咳嗽1个月，痰中带血5天，门诊就诊。

要求：请围绕以上简要病史，将应该询问的患者现病史及其他相关病史的内容写在答题纸上。

考试时间：10分钟

评分标准（总分15分）

一、问诊内容（14分）

（一）现病史（11分）

1. 根据主诉及相关鉴别要点询问（8分）

（1）发病诱因：有无受凉、劳累、外伤。（答对1项得0.5分，满分1分）

（2）低热：何时发热，具体体温。（1分）

（3）咳嗽：性质、音色、持续性或发作性、持续时间，加重、缓解因素。（答对1项得0.5分，满分2分）

（4）痰中带血情况：痰的颜色、气味、量，带血是否为持续性，是否有血块及其他内容物，加重、缓解因素。（答对1项得0.5分，满分2分）

（5）伴随症状：有无头晕、心慌、乏力、胸闷、胸痛、呼吸困难，有无盗汗、体重下降。

2. 诊疗经过（2分）

（1）是否曾就诊，做过何种检查，结果如何。（答对1项得0.5分，满分1分）

（2）治疗情况：是否用过药物，疗效如何。（答对1项得0.5分，满分1分）

3. 一般情况　发病以来精神、饮食、睡眠、大小便情况。（1分）

（二）其他相关病史（3分）

1. 有无药物过敏史。（0.5分）

2. 与该病有关的其他病史：有无慢性阻塞性肺疾病、肺结核、支气管扩张症、心脏病病史，有无鼻咽部、肝脏、血液系统、免疫缺陷性疾病病史，有无结核病接触史，职业病史，有无吸烟史。（答对1项得0.25分，满分2.5分）

二、问诊技巧（1分）

1. 条理性强，能抓住重点。（0.5分）

2. 能够围绕病情询问。（0.5分）

五、胸痛

胸痛可由胸壁疾病、心血管疾病、呼吸系统疾病、纵隔疾病或脊柱病变等引起。有的精神因素也可以引起胸痛。胸痛按照其性质分类如下。

1. 胸膜性胸痛

胸膜性胸痛的特点是胸痛和呼吸有关，呈锐痛，深吸气时加重，呼气或屏气时变为钝痛或消失，按压疼痛部位不会使疼痛减轻。咳嗽和大笑均可使胸痛加重。病变波及膈胸膜时可出现牵涉痛，膈肌中央部分疼痛常常放射到颈部和肩部，膈肌外周部分疼痛会放射到下胸部、腰部和上腹部。

胸痛出现的速度和伴随症状：急骤发生的胸痛常提示气胸、肺栓塞；较快出现的疼痛伴咳嗽、发热提示肺炎、细菌性胸膜炎、结核性胸膜炎或脓胸；缓慢出现的胸痛伴疲乏、体重下降者应考虑结核和肿瘤。

2. 纵隔性胸痛

纵隔性胸痛由内脏神经支配，疼痛常常位于胸骨后和心前区，也可以放射到颈部、上臂甚至背部。疼痛的性质、程度、放射部位以及疼痛的诱因对相应疾病的诊断具有重要意义。

心绞痛为压榨样或绞窄样疼痛，并可伴有窒息感，休息或含服硝酸甘油可缓解。急性心肌梗死时可以出现与心绞痛性质相近但更为严重而持久的胸痛。其他性质类似的胸痛还见于大块肺栓塞。二尖瓣狭窄或多发肺动脉栓塞引起严重的慢性肺动脉高压，亦可出现胸痛。急性心包炎所致的胸痛可以因为呼吸、吞咽或弯腰而加重。主动脉夹层的胸痛特点为突然出现的剧烈的撕裂样胸痛，可以放射到背部、延伸到腹部甚至下肢。食管疾病引起的烧灼样疼痛往往与进食有关。剧烈干咳刺激气管黏膜上的神经末梢可引起胸骨后疼痛。

3. 胸壁痛

引起胸壁痛的原因包括胸壁软组织、骨骼和神经病变。胸壁疼痛和胸膜性胸痛的区别在于深呼吸对于胸壁疼痛影响很小，咳嗽和躯体运动可以明显地加重胸壁疼痛。疼痛较局限，定位准确，按压疼痛部位可使疼痛加重。

肋间肌肉损伤可由于剧咳、外伤等引起；肋骨骨折的主要原因为外伤；肋软骨炎局部可以出现肿胀或包块，有压痛；骨转移瘤、多发性骨髓瘤可以侵犯肋骨引起疼痛；肋间神经炎主要表现为表浅的刀割样疼痛，病变区域有痛觉过敏或麻木；带状疱疹在出现典型的皮疹前往往不易明确诊断，疼痛的性质为烧灼样，常常发生于一侧，沿肋间神经走行部位分布，可以出现在一到多个肋间。

由于神经后根的压迫和炎症刺激引起的胸壁痛，称为根性痛。性质为剧痛或钝痛，活动或咳嗽后加重。病因包括椎间盘突出、强直性脊柱炎、脊椎肿瘤和脊髓的炎症或恶性疾病。由脊髓或脊髓周围病变引起的疼痛在按压相应的椎体时疼痛可以减轻。

4. 其他

良性胸痛，发病机制不明，多发生于左侧胸部，主要位于心前区或心尖部，程度较重，性质为锐痛，常常在吸气时出现，有时部位变化不定。呼吸对胸痛有一定的影响。焦虑可以引起或加重胸痛，并且常常伴有呼吸困难和高通气。

金题峰向标 1

简要病史：男，55岁。反复发作性胸痛1个月，门诊就诊。

要求：请围绕以上简要病史，将应该询问的患者现病史及其他相关病史的内容写在答题纸上。

考试时间：10分钟

评分标准（总分15分）

一、问诊内容（14分）

（一）现病史（11分）

1.根据主诉及相关鉴别要点询问（8分）

（1）发病诱因：发作是否与体力活动、精神因素、饱餐、体位变化等有关。（2分）

（2）胸痛：发作频率、部位、范围、性质、程度、持续时间，是否放射，加重、缓解因素。（答对1项得0.5分，满分3.5分）

（3）伴随症状：有无发热、咳嗽、咯血、呼吸困难、反酸和烧心，发作时有无心悸、出汗。（答对1项得0.5分，满分2.5分）

2. 诊疗经过（2分）

（1）是否曾就诊，做过何种检查，结果如何。（答对1项得0.5分，满分1分）

（2）治疗情况：是否用过药物，疗效如何。（答对1项得0.5分，满分1分）

3. 一般情况　近期精神、饮食、睡眠、大小便、体重变化情况。（答对1项得0.25分，满分1分）

（二）其他相关病史（3分）

1. 有无药物过敏史。（0.5分）

2. 与该病有关的其他病史：有无冠心病、高血压、糖尿病病史，有无胃食管反流病、消化性溃疡、慢性支气管炎、支气管哮喘、血脂异常病史，有无吸烟史，有无心脑血管疾病家族史。（2.5分）

二、问诊技巧（1分）

1. 条理性强，能抓住重点。（0.5分）

2. 能够围绕病情询问。（0.5分）

金题峰向标 2

简要病史：男，42岁。突发胸痛2小时，急诊就诊。

要求：请围绕以上简要病史，将应该询问的患者现病史及其他相关病史的内容写在答题纸上。

考试时间：10分钟

评分标准（总分15分）

一、问诊内容（14分）

（一）现病史（11分）

1. 根据主诉及相关鉴别要点询问（8分）

（1）发病诱因：有无体力负荷加重、剧烈咳嗽、精神因素、外伤，有无久坐或久卧、饱餐。（答对1项得0.5分，满分2分）

（2）胸痛：部位、范围、性质、程度，是否持续性，是否放射，加重、缓解因素。（答对1项得0.5分，满分3分）

（3）伴随症状：有无发热、咳嗽、咯血、呼吸困难、心悸、黑蒙、出汗、恶心、呕吐、反酸、烧心。（答对1项得0.5分，满分3分）

2. 诊疗经过（2分）

（1）是否曾就诊，做过何种检查，结果如何。（答对1项得0.5分，满分1分）

（2）治疗情况：是否用过药物，疗效如何。（答对1项得0.5分，满分1分）

3. 一般情况　近期精神、饮食、睡眠、大小便、体重变化情况。（答对1项得0.25分，满分1分）

（二）其他相关病史（3分）

1.有无药物过敏史。（0.5分）

2. 与该病有关的其他病史：有无类似发作史，有无高血压、慢性支气管炎、支气管哮喘、下肢静脉血栓、糖尿病、血脂异常病史，有无胃食管反流病史。有无吸烟史。有无心脑血管疾病家族史。（2.5分）

二、问诊技巧（1分）

1.条理性强，能抓住重点。（0.5分）

2.能够围绕病情询问。（0.5分）

金题峰向标 3

简要病史：男，23岁。突发右侧胸痛、呼吸困难1小时，急诊就诊。

要求：请围绕以上简要病史，将应该询问的患者现病史及其他相关病史的内容写在答题纸上。

考试时间：10分钟

评分标准（总分15分）

一、问诊内容（14分）

（一）现病史（11分）

1.根据主诉及相关鉴别要点询问（8分）

（1）发病诱因：有无外伤、体力负荷加重、剧烈咳嗽、精神因素、久坐或久卧。（答对1项得0.5分，满分2分）

（2）胸痛：具体部位、范围、性质、程度、持续时间，是否放射，与呼吸、咳嗽的关系。（答对1项得0.5分，满分3分）

（3）呼吸困难：程度、时相（呼气性或吸气性），是否呈进行性加重。（答对1项得0.5分，满分1分）

（4）伴随症状：有无恶心、呕吐、心悸、黑蒙、出汗，近期有无发热。（答对1项得0.5分，满分2分）

2.诊疗经过（2分）

（1）是否曾就诊，做过何种检查，结果如何。（答对1项得0.5分，满分1分）

（2）治疗情况：是否用过药物，疗效如何。（答对1项得0.5分，满分1分）

3. 一般情况 近期精神、饮食、睡眠、大小便、体重变化情况。（答对1项得0.25分，满分1分）

（二）其他相关病史（3分）

1.有无药物过敏史。（0.5分）

2.与该病有关的其他病史：有无类似发作史，有无心脏病、高血压、慢性支气管炎、支气管哮喘、肺结核、下肢静脉血栓病史。有无吸烟史。（答对1项得0.5分，满分2.5分）

二、问诊技巧（1分）

1.条理性强，能抓住重点。（0.5分）

2.能够围绕病情询问。（0.5分）

金题峰向标 4

简要病史：女，66岁。反复发作性心前区疼痛4个月，门诊就诊。

要求：请围绕以上简要病史，将应该询问的患者现病史及其他相关病史的内容写在答题纸上。

考试时间：10分钟

评分标准（总分15分）

一、问诊内容（14分）

（一）现病史（11分）

1. 根据主诉及相关鉴别要点询问（8分）

（1）发病诱因：发作是否与体力活动、精神因素、饱餐后平卧、深呼吸等有关。（答对1项得0.5分，满分1.5分）

（2）胸痛：发作频率，近期有无加重，胸痛的范围、性质、程度、持续时间，有无夜间发作，是否放射，加重、缓解因素。（答对1项得0.5分，满分4分）

（3）伴随症状：有无反酸、烧心、发热、咳嗽、咯血，发作时有无呼吸困难、心悸、黑蒙、出汗。（答对1项得0.5分，满分2.5分）

2. 诊疗经过（2分）

（1）是否曾就诊，做过何种检查，结果如何。（答对1项得0.5分，满分1分）

（2）治疗情况：是否用过药物，疗效如何。（答对1项得0.5分，满分1分）

3. 一般情况（1分）

发病以来精神、饮食、睡眠、大小便、体重变化情况。（答对1项得0.25分，满分1分）

（二）其他相关病史（3分）

1. 有无药物过敏史。（0.5分）

2. 与该病有关的其他病史：有无冠心病、高血压、糖尿病、血脂异常病史，有无胃食管反流病、消化性溃疡病史。有无吸烟史。有无心脑血管疾病家族史。（答对1项得0.5分，满分2.5分）

二、问诊技巧（1分）

1. 条理性强，能抓住重点。（0.5分）

2. 能够围绕病情询问。（0.5分）

金题峰向标 5

简要病史：男，35岁。发热伴胸痛2天，门诊就诊。

要求：请围绕以上简要病史，将应该询问的患者现病史及其他相关病史的内容写在答题纸上。

考试时间：10分钟

评分标准（总分15分）

一、问诊内容（14分）

（一）现病史（11分）

1. 根据主诉及相关鉴别要点询问（8分）

（1）发病诱因：有无劳累、受凉、感冒、酗酒，有无接触类似发热患者。（答对1项得

0.5分，满分1.5分）

（2）发热：程度，有无畏寒、寒战。（1.5分）

（3）胸痛：部位、范围、性质、程度，是否持续性，持续时间，是否放射，与呼吸、咳嗽的关系。（答对1项得0.5分，满分3分）

（4）伴随症状：有无咳嗽、咳痰，痰的颜色、气味、量，有无咯血、呼吸困难。（答对1项得0.5分，满分2分）

2. 诊疗经过（2分）

（1）是否曾就诊，做过何种检查，结果如何。（答对1项得0.5分，满分1分）

（2）治疗情况：是否用过药物，疗效如何。（答对1项得0.5分，满分1分）

3. 一般情况　发病以来精神、饮食、睡眠、大小便、体重变化情况。（答对1项得0.25分，满分1分）

（二）其他相关病史（3分）

1. 有无药物过敏史。（0.5分）

2. 与该病有关的其他病史：有无慢性支气管炎、支气管哮喘、肺结核、高血压、心脏病病史，有无结核病接触史。有无吸烟史。（答对1项得0.5分，满分2.5分）

二、问诊技巧（1分）

1. 条理性强，能抓住重点。（0.5分）

2. 能够围绕病情询问。（0.5分）

六、呕血与便血

（一）呕血

呕血是指血液经口腔呕出，是急性上消化道出血的常见症状之一。上消化道疾病是呕血的常见原因，全身性疾病也可导致呕血。呕血的临床表现如下。

1. 呕血与黑便

呕血前可有上腹不适和恶心。其颜色与出血部位、出血量以及血液在胃内停留时间有关。出血位于食管、出血量多、在胃内停留时间短则呈鲜红色或混有凝血块，或呈暗红色；当出血在胃内停留时间长或量较少，则因血红蛋白与胃酸作用形成酸化正铁血红蛋白，呕吐物可呈咖啡渣样或棕褐色。呕血的同时因部分血液经肠道排出体外，可形成黑便。

2. 周围循环障碍

上消化道出血病人出血量小于血容量的10%~15%时，除头晕外，多无血压、脉搏等变化；但当出血量达血容量的20%以上，则有冷汗、心慌、脉搏增快、四肢厥冷等急性失血症状；若出血量达血容量的30%以上，则出现急性周围循环衰竭的表现，可有神志不清、面色苍白、血压下降、脉搏频数微弱、呼吸急促等。

3. 血液学改变

起初不明显，随后由于输液及组织液的渗出等情况，血液被稀释，红细胞比容及血红蛋白逐渐降低。

4.其他

大量呕血可出现发热、氮质血症等表现。

（二）便血

便血是指血液由肛门排出的消化道出血。便血颜色可呈鲜红色、暗红色或黑色。少量出血时可无粪便颜色改变，须经隐血试验才能确定者，称为隐血。

便血颜色可因出血量的多少、出血部位不同，以及血液在肠腔内停留时间的长短而不同。上消化道或小肠出血并在肠内停留时间较长，因红细胞破坏后，血红蛋白在肠道内与硫化物结合形成硫化亚铁，使粪便呈黑色，并因为附有黏液而发亮，类似柏油，故又称柏油便。下消化道出血，如出血量大则呈鲜红色，若血液在肠道停留时间长，则可为暗红色。粪便可全为血液或与粪便混合。血色鲜红不与粪便混合，仅于排便后有鲜血滴出或喷射出或粘附于粪便表面者，提示为肛管疾病或肛门出血，如痔、肛裂或直肠肿瘤引起的出血。急性细菌性痢疾多有黏液脓性鲜血便。急性出血性坏死性肠炎可排出洗肉水样血便，并有特殊的腥臭味。阿米巴痢疾的粪便多为暗红色果酱样的脓血便。仔细观察粪便的颜色、性状及气味等对确立诊断及寻找病因有极大帮助。

食用猪肝、动物血等也可使粪便呈黑色，应加以注意。服用铁剂、铋剂、炭粉及中药等药物也可使粪便变黑，但一般为灰黑色无光泽，且隐血试验阴性，可供鉴别。

少量的消化道出血无肉眼可见的粪便颜色改变，须行隐血试验才能确定。

金题峰向标 1

简要病史：男，38岁。间断上腹痛3年，呕血1天，急诊就诊。

要求：请围绕以上简要病史，将应该询问的患者现病史及其他相关病史的内容写在答题纸上。

考试时间：10分钟

评分标准（总分15分）

一、问诊内容（14分）

（一）现病史（11分）

1.根据主诉及相关鉴别要点询问（8分）

（1）发病诱因：有无进食刺激性食物、饮酒、精神紧张，有无服用抗凝或抗血小板类药物、非甾体抗炎药。呕血前有无剧烈呕吐。（答对1项得0.25分，满分1分）

（2）腹痛：发作有无季节性、与进食的时间关系，近期有无加重，具体部位、性质、程度，有无放射，加重、缓解因素。（答对1项得0.5分，满分3分）

（3）呕血：颜色、内容物，次数、量。（2分）

（4）伴随症状：有无黑便，有无头晕、出冷汗、心悸、黑蒙、少尿。（答对1项得0.5分，满分2分）

2.诊疗经过（2分）

（1）是否曾就诊，做过何种检查，结果如何。（答对1项得0.5分，满分1分）

（2）治疗情况：是否用过药物，疗效如何。（答对1项得0.5分，满分1分）

3.一般情况（1分）

近期精神、睡眠、体重变化情况。（答对1项得0.5分，满分1分）

（二）其他相关病史（3分）

1. 有无药物过敏史。（0.5分）

2. 与该病有关的其他病史：有无类似发作史，有无消化性溃疡、食管疾病、慢性肝炎、肝硬化、肿瘤病史。有无烟酒嗜好。有无肿瘤家族史。（答对1项得0.5分，满分2.5分）

二、问诊技巧（1分）

1. 条理性强，能抓住重点。（0.5分）

2. 能够围绕病情询问。（0.5分）

金题峰向标 2

简要病史：男，68岁。上腹不适1个月，黑便2天，门诊就诊。

要求：请围绕以上简要病史，将应该询问的患者现病史及其他相关病史的内容写在答题纸上。

考试时间：10分钟

评分标准（总分15分）

一、问诊内容（14分）

（一）现病史（10分）

1. 根据主诉及相关鉴别要点询问（7分）

（1）发病诱因：有无进食刺激性食物、饮酒、精神紧张，有无服用抗凝或抗血小板类药物、非甾体抗炎药，有无进食动物血制品。（1.5分）

（2）腹部不适：具体部位、性质、程度，持续性或阵发性，加重、缓解因素。（1.5分）

（3）黑便：次数、量、性状、具体颜色。（答对1项得0.5分，满分1.5分）

（4）伴随症状：有无食欲减退、体重减轻，有无反酸、呕吐、呕血，有无头晕、心悸、黑蒙、出汗、少尿。（2.5分）

2. 诊疗经过（2分）

（1）是否曾就诊，做过何种检查，结果如何。（答对1项得0.5分，满分1分）

（2）治疗情况：是否用过药物，疗效如何。（答对1项得0.5分，满分1分）

3. 一般情况 发病以来精神、睡眠情况。（1分）

（二）其他相关病史（4分）

1. 有无药物过敏史。（0.5分）

2. 与该病有关的其他病史：有无类似发作史，有无急慢性胃炎、消化性溃疡、慢性肝胆疾病、心脑血管疾病、骨关节病、肿瘤病史。有无烟酒嗜好。有无肿瘤家族史。（答对1项得0.5分，满分3.5分）

二、问诊技巧（1分）

1. 条理性强，能抓住重点。（0.5分）

2. 能够围绕病情询问。（0.5分）

金题峰向标 3

简要病史：男，55岁。腹胀2年，呕血4小时，急诊入院。既往有慢性乙型肝炎病史8年。

要求：请围绕以上简要病史，将应该询问的患者现病史及其他相关病史的内容写在答题纸上。

考试时间：10分钟

评分标准（总分15分）

一、问诊内容（14分）

（一）现病史（10分）

1. 根据主诉及相关鉴别要点询问（7分）

（1）发病诱因：有无劳累、饮酒、服用药物、进食粗糙食物、误食异物，近期有无行上消化道器械检查。（答对1项得0.5分，满分2分）

（2）腹胀：部位、程度，持续性或间断性，加重、缓解因素。（答对1项得0.5分，满分1.5分）

（3）呕血：颜色、内容物，次数、量。（答对1项得0.5分，满分1.5分）

（4）伴随症状：有无黑便，有无腹痛、下肢水肿、皮肤黄染、头晕、心悸、少尿、意识障碍。（2分）

2. 诊疗经过（2分）

（1）是否曾就诊，做过何种检查，结果如何。（答对1项得0.5分，满分1分）

（2）治疗情况：是否用过药物，疗效如何。（答对1项得0.5分，满分1分）

3. 一般情况　近期精神、睡眠、体重变化情况。（答对1项得0.5分，满分1分）

（二）其他相关病史（4分）

1. 有无药物过敏史。（0.5分）

2. 慢性乙型肝炎诊治情况，服用药物种类与剂量（1分）

3. 与该病有关的其他病史：有无类似发作史，有无肝硬化、急慢性胃炎、消化性溃疡、心肺疾病、出血性疾病、肿瘤病史，有无地方病或传染病流行区居住史，有无酗酒、吸烟，有无肿瘤家族史。（答对1项得0.25分，满分2.5分）

二、问诊技巧（1分）

1. 条理性强，能抓住重点。（0.5分）

2. 能够围绕病情询问。（0.5分）

金题峰向标 4

简要病史：男，50岁。柏油样便1周，门诊就诊。诊断高血压、冠心病2个月，近1个月开

始服用降压及抗血小板药物。

要求：请围绕以上简要病史，将应该询问的患者现病史及其他相关病史的内容写在答题纸上。

考试时间：10分钟

评分标准（总分15分）

一、问诊内容（14分）

（一）现病史（10分）

1. 根据主诉及相关鉴别要点询问（7分）

（1）发病诱因：是否与劳累、受凉、精神因素等有关，有无饮酒，有无进食不洁饮食、辛辣食物。（答对1项得0.5分，满分2.5分）

（2）黑便：次数、性状、量。（答对1项得0.5分，满分1分）

（3）伴随症状：反酸、呕吐、腹痛、腹胀、下肢水肿、头晕、心悸、黑蒙、少尿。（答对1项得0.5分，满分3.5分）

2. 诊疗经过（2分）

（1）是否曾就诊，做过何种检查，结果如何。（答对1项得0.5分，满分1分）

（2）治疗情况：是否用过药物，疗效如何。（答对1项得0.5分，满分1分）

3. 一般情况　发病以来饮食、睡眠、体重变化情况。（答对1项得0.5分，满分1分）

（二）其他相关病史（4分）

1. 有无药物过敏史。（0.5分）

2. 高血压和冠心病诊治情况，服用药物种类与剂量（1分）

3. 与该病有关的其他病史：有无急慢性胃炎、消化性溃疡、慢性肝病、出血性疾病、肿瘤病史，有无烟酒嗜好，有无肿瘤家族史。（答对1项得0.5分，满分2.5分）

二、问诊技巧（1分）

1. 条理性强，能抓住重点。（0.5分）

2. 能够围绕病情询问。（0.5分）

七、腹痛

腹痛多数由腹部脏器疾病引起，但腹腔外疾病及全身性疾病也可导致腹痛。临床上一般按起病缓急、病程长短把腹痛分为急性腹痛与慢性腹痛。

1. 部位

通常腹痛部位多为病变所在部位，比较局限。如胃、十二指肠疾病和急性胰腺炎多在中上腹；急性阑尾炎疼痛在右下腹麦氏点；小肠疾病多在脐部或脐周；胆囊炎、胆石症、肝脓肿等多在右上腹；结肠疾病多在下腹或左下腹；膀胱炎、盆腔炎及异位妊娠破裂，疼痛也在下腹部。弥漫性或部位不定的疼痛见于急性弥漫性腹膜炎（原发性或继发性）、机械性肠梗阻、急性出血坏死性肠炎、铅中毒、腹型过敏性紫癜等。

2. 性质和程度

突发的中上腹剧烈刀割样痛、烧灼样痛，多为消化性溃疡穿孔。胆石症或泌尿系结石常为剧烈阵发性绞痛，使病人辗转不安。胆道蛔虫症的典型表现为阵发性剑突下钻顶样疼痛。中上腹持续性剧痛或阵发性加剧应考虑急性胃炎、急性胰腺炎。持续性、广泛性剧烈腹痛伴腹壁肌紧张或板样强直，提示急性弥漫性腹膜炎。胀痛可能为实质脏器的包膜牵张所致。隐痛或钝痛多为内脏性疼痛，多由胃肠张力变化或轻度炎症引起。

3. 发作时间

餐后痛可能由于胆胰疾病、胃部肿瘤或消化不良引起；饥饿痛发作呈周期性、节律性者见于消化性溃疡；卵泡破裂者发作在月经间期；子宫内膜异位者腹痛与月经来潮相关。

4. 诱发因素

胆囊炎或胆石症发作前常有进油腻饮食史；部分机械性肠梗阻多与腹部手术有关；急性胰腺炎发作前常有酗酒或暴饮暴食史；腹部受暴力作用引起的剧痛并伴有休克者，可能是肝、脾破裂所致。

5. 与体位的关系

某些体位使腹痛加剧或减轻可能成为诊断的线索。如胃黏膜脱垂患者左侧卧位时可使疼痛减轻；胰体癌患者仰卧位时疼痛明显，而前倾位或俯卧位时减轻；十二指肠壅滞症患者膝胸位或俯卧位时可使腹痛及呕吐等症状缓解；反流性食管炎患者烧灼痛在躯体前屈时明显，直立位时减轻。

金题峰向标 1

简要病史：男，40岁。持续左上腹痛伴发热1天，急诊就诊。

要求：请围绕以上简要病史，将应该询问的患者现病史及其他相关病史的内容写在答题纸上。

考试时间：10分钟

评分标准（总分15分）

一、问诊内容（14分）

（一）现病史（11分）

1. 根据主诉及相关鉴别要点询问（8分）

（1）发病诱因：有无暴饮暴食、饮酒、劳累。（答对1项得0.5分，满分1分）

（2）腹痛：性质、程度，有无放射及转移，加重、缓解因素。（2.5分）

（3）发热：程度，有无畏寒、寒战。（1.5分）

（4）伴随症状：有无恶心、呕吐、腹泻、腹胀、停止排便排气，有无心悸、腰背痛、膀胱刺激征、血尿。（答对1项得0.5分，满分3分）

2. 诊疗经过（2分）

（1）是否曾就诊，做过何种检查，结果如何。（答对1项得0.5分，满分1分）

（2）治疗情况：是否用过药物，疗效如何。（答对1项得0.5分，满分1分）

3. 一般情况　近期精神、睡眠、体重变化情况。（答对1项得0.5分，满分1分）

（二）其他相关病史（3分）

1. 有无药物过敏史。（0.5分）

2. 与该病有关的其他病史：有无消化性溃疡、胆石症、胰腺炎、血脂异常、心血管疾病、泌尿系统疾病病史。有无烟酒嗜好。（答对1项得0.5分，满分2.5分）

二、问诊技巧（1分）

1. 条理性强，能抓住重点。（0.5分）

2. 能够围绕病情询问。（0.5分）

金题峰向标 2

简要病史：女，36岁。间断右下腹痛1周，门诊就诊。

要求：请围绕以上简要病史，将应该询问的患者现病史及其他相关病史的内容写在答题纸上。

考试时间：10分钟

评分标准（总分15分）

一、问诊内容（14分）

（一）现病史（11分）

1. 根据主诉及相关鉴别要点询问（8分）

（1）发病诱因：有无饮食不当、外伤、剧烈运动、劳累。（1分）

（2）腹痛：性质、程度，发作频率、发作时间，持续时间，有无放射及转移，加重、缓解因素。（答对1项得0.5分，满分3.5分）

（3）伴随症状：有无发热，有无恶心、呕吐、腹泻、便血、停止排便排气，有无膀胱刺激征、血尿、腰背痛，有无阴道流血。（答对1项得0.5分，满分3.5分）

2. 诊疗经过（2分）

（1）是否曾就诊，做过何种检查，结果如何。（答对1项得0.5分，满分1分）

（2）治疗情况：是否用过药物，疗效如何。（答对1项得0.5分，满分1分）

3. 一般情况　发病以来精神、睡眠、体重变化情况。（答对1项得0.5分，满分1分）

（二）其他相关病史（3分）

1. 有无药物过敏史。（0.5分）

2. 与该病有关的其他病史：有无阑尾炎、结核病、泌尿系统疾病、妇科疾病病史，月经、婚育史（须问末次月经情况）。有无手术史。有无肿瘤家族史。（答对1项得0.5分，满分2.5分）

二、问诊技巧（1分）

1. 条理性强，能抓住重点。（0.5分）

2. 能够围绕病情询问。（0.5分）

金题峰向标 3

简要病史：男，72岁。间断下腹痛半年，门诊就诊。

要求：请围绕以上简要病史，将应该询问的患者现病史及其他相关病史的内容写在答题纸上。

考试时间：10分钟

评分标准（总分15分）

一、问诊内容（14分）

（一）现病史（11分）

1. 根据主诉及相关鉴别要点询问（8分）

（1）发病诱因：发作是否与饮食不当、劳累、剧烈咳嗽、用力排便、精神因素等有关。（答对1项得0.5分，满分2分）

（2）腹痛：具体部位、性质、程度，每次腹痛持续时间，有无放射，发作规律及变化情况，加重、缓解因素。（答对1项得0.5分，满分3分）

（3）伴随症状：有无发热、盗汗、消瘦、排尿不畅、血尿、腹泻、便秘、脓血便、黑便。（答对1项得0.5分，满分3分）

2. 诊疗经过（2分）

（1）是否曾就诊，做过何种检查，结果如何。（答对1项得0.5分，满分1分）

（2）治疗情况：是否用过药物，疗效如何。（答对1项得0.5分，满分1分）

3. 一般情况　发病以来精神、睡眠、体重变化情况。（1分）

（二）其他相关病史（3分）

1. 有无药物过敏史。（0.5分）

2. 与该病有关的其他病史：有无结核病、慢性肠道疾病、泌尿系统疾病、疝、肿瘤病史，有无手术史。（答对1项得0.5分，满分2.5分）

二、问诊技巧（1分）

1. 条理性强，能抓住重点。（0.5分）

2. 能够围绕病情询问。（0.5分）

八、腹泻

腹泻指排便次数增多（＞3次/日），粪便量增加（＞200g/d），粪质稀薄（含水量＞80%）。腹泻超过2个月，即为慢性腹泻。

（一）急性腹泻

1. 起病及病程

起病急，常于不洁（或不当）饮食后24小时内发病，病程较短。多为感染或食物中毒所致。

2. 腹泻次数及粪便性质

急性感染性腹泻每天排便数次甚至十次以上，多呈糊样或水样便，少数为脓血便。如阿米巴痢疾呈暗红色稀果酱样便，以血为主，血中带脓，有血腥臭味。细菌性痢疾则以黏液及脓为主，脓中带血。重症霍乱呈白色淘米水样便，内含有黏液片块，量大。小儿肠炎时粪便呈绿色稀糊状。伪膜性肠炎呈大量黄绿色稀汁样便，并含有膜状物。副溶血性弧菌食物中毒时排出洗肉水样便。出血坏死性肠炎排出红豆汤样便。

3. 腹泻与腹痛的关系

急性腹泻常有腹痛，尤以感染性腹泻较为明显。小肠疾病的腹泻常伴脐周疼痛，便后腹痛缓解不明显。而结肠疾病则疼痛多在下腹，且便后疼痛常可缓解。分泌性腹泻往往无明显腹痛。

（二）慢性腹泻

1. 起病及病程

起病缓慢，病程较长，多见于慢性感染、非特异性炎症、吸收不良、肠道肿瘤或神经功能紊乱等。

2. 腹泻次数及粪便性质

小肠性腹泻大便2~10次/天，大便量常多、烂或稀薄，可含脂肪，黏液少、臭；结肠性腹泻大便次数可以更多，大便量少，肉眼可见脓、血及黏液。结肠特别是左半结肠病变多有肉眼脓血便；小肠病变渗出物及血均匀地与粪便混在一起，除非有大量渗出或蠕动过快，一般无肉眼脓血，需显微镜检查发现；单纯肠运动功能异常性腹泻的粪便不带渗出物和血，如肠易激综合征，甲状腺功能亢进症。

3. 腹泻与腹痛的关系

小肠疾病的腹泻疼痛常在脐周，便后腹痛缓解不明显，而结肠疾病则疼痛多在下腹，且便后疼痛常可缓解。分泌性腹泻往往无明显腹痛。

4. 缓解与加重的因素

禁食后腹泻停止或显著减轻见于渗透性腹泻；禁食后腹泻仍然持续存在见于分泌性腹泻。

5. 伴随症状和体征

（1）伴发热者可见于肠结核、肠道恶性肿瘤、克罗恩病、溃疡性结肠炎急性发作期等。

（2）伴里急后重者提示病变以直肠、乙状结肠为主，如直肠炎、直肠肿瘤等。

（3）伴明显消瘦者多提示病变位于小肠，如肠结核、吸收不良综合征及晚期胃肠道恶性肿瘤。

（4）伴腹部包块者见于胃肠恶性肿瘤、肠结核、克罗恩病等。

（5）伴关节痛或关节肿胀者见于克罗恩病、溃疡性结肠炎、肠结核等。

金题峰向标 1

简要病史：女，22岁。腹泻、发热伴左下腹痛2天，急诊就诊。

要求：请围绕以上简要病史，将应该询问的患者现病史及其他相关病史的内容写在答题纸上。

考试时间：10分钟

评分标准（总分15分）

一、问诊内容（14分）

（一）现病史（11分）

1. 根据主诉及相关鉴别要点询问（8分）

（1）发病诱因：是否与受凉、进食刺激性食物、不洁饮食、精神因素、服用药物等有关。（答对1项得0.5分，满分1.5分）

（2）腹泻：每天排便次数、粪便量、性状、颜色、气味，是否有脓血便，有无里急后重。（答对1项得0.5分，满分2分）

（3）发热：程度，有无畏寒、寒战。（答对1项得0.5分，满分1分）

（4）腹痛：性质、程度，与排便的关系，持续性或阵发性，有无放射、加重、缓解因素。（答对1项得0.5分，满分2分）

（5）伴随症状：有无恶心、呕吐，有无头晕、心悸、口干、少尿。（1.5分）

2. 诊疗经过（2分）

（1）是否曾就诊，做过何种检查，结果如何。（答对1项得0.5分，满分1分）

（2）治疗情况：是否用过药物，疗效如何。（答对1项得0.5分，满分1分）

3. 一般情况 发病以来精神、睡眠、体重变化情况。（答对1项得0.5分，满分1分）

（二）其他相关病史（3分）

1. 有无药物过敏史。（0.5分）

2. 与该病有关的其他病史：有无类似发作史，有无感染性腹泻、炎症性肠病、肠易激综合征、细菌性痢疾、泌尿系统疾病、妇科疾病病史。共同进餐者有无类似情况。（答对1项得

0.5分，满分2.5分）

二、问诊技巧（1分）

1.条理性强，能抓住重点。（0.5分）

2.能够围绕病情询问。（0.5分）

金题峰向标 2

简要病史：男，45岁。间断腹泻伴脐周隐痛2年，门诊就诊。

要求：请围绕以上简要病史，将应该询问的患者现病史及其他相关病史的内容写在答题纸上。

考试时间：10分钟

评分标准（总分15分）

一、问诊内容（14分）

（一）现病史（10分）

1.根据主诉及相关鉴别要点询问（7分）

（1）发病诱因：发作是否与受凉、进食刺激性食物、不洁饮食、精神因素、服用药物等有关。（答对1项得0.5分，满分1.5分）

（2）腹泻：发作的频率，每次发作持续时间，发作时每天排便次数，粪便量、性状、颜色、气味，是否有脓血便，有无里急后重。（答对1项得0.25分，满分2分）

（3）腹痛：性质、发作频率，腹痛与排便的关系，加重、缓解因素。（答对1项得0.5分，满分2分）

（4）伴随症状：有无恶心、呕吐、发热、盗汗、消瘦。（答对1项得0.5分，满分1.5分）

2.诊疗经过（2分）

（1）是否曾就诊，做过何种检查，结果如何。（答对1项得0.5分，满分1分）

（2）治疗情况：是否用过药物，疗效如何。（答对1项得0.5分，满分1分）

3.一般情况　近期精神、睡眠、小便情况。（答对1项得0.5分，满分1分）

（二）其他相关病史（4分）

1.有无药物过敏史。（0.5分）

2.与该病有关的其他病史：有无感染性腹泻、炎症性肠病、肠易激综合征、细菌性痢疾、阿米巴痢疾、甲状腺功能亢进症、肿瘤病史。有无传染病疫区、地方病病区长期居住史。有无手术史。（答对1项得0.5分，满分3.5分）

二、问诊技巧（1分）

1.条理性强，能抓住重点。（0.5分）

2.能够围绕病情询问。（0.5分）

金题峰向标 3

简要病史：男，35岁。间断腹泻3个月，门诊就诊。

要求：请围绕以上简要病史，将应该询问的患者现病史及其他相关病史的内容写在答题纸上。

考试时间：10分钟

评分标准（总分15分）

一、问诊内容（14分）

（一）现病史（11分）

1. 根据主诉及相关鉴别要点询问（8分）

（1）发病诱因：发作是否与受凉、不洁饮食、进食刺激性食物、服用药物、精神因素等有关。（答对1项得0.5分，满分1.5分）

（2）腹泻：发作的频率，每次发作持续时间，发作时每天排便次数，粪便量、性状、颜色、气味，是否有脓血便，有无里急后重。（答对1项得0.5分，满分3.5分）

（3）伴随症状：有无恶心、呕吐，有无发热、盗汗、腹痛、消瘦。（3分）

2. 诊疗经过（2分）

（1）是否曾就诊，做过何种检查，结果如何。（答对1项得0.5分，满分1分）

（2）治疗情况：是否用过药物，疗效如何。（答对1项得0.5分，满分1分）

3. 一般情况 发病以来精神、睡眠、小便情况。（答对1项得0.5分，满分1分）

（二）其他相关病史（3分）

1. 有无药物过敏史。（0.5分）

2. 与该病有关的其他病史：有无细菌性痢疾、阿米巴痢疾、肠易激综合征、炎症性肠病、慢性胰腺炎、肠结核、肿瘤病史。有无肿瘤家族史。（答对1项得0.5分，满分2.5分）

二、问诊技巧（1分）

1. 条理性强，能抓住重点。（0.5分）

2. 能够围绕病情询问。（0.5分）

金题峰向标 4

简要病史：男婴，10个月。腹泻3天，门诊就诊。

要求：请围绕以上简要病史，将应该询问的患者现病史及其他相关病史的内容写在答题纸上。

考试时间：10分钟

评分标准（总分15分）

一、问诊内容（14分）

（一）现病史（10分）

1. 根据主诉及相关鉴别要点询问（7分）

（1）发病诱因：有无受凉、喂养不当，有无服用药物。（1.5分）

（2）腹泻：每天排便次数，粪便量、性状、颜色、气味，是否有脓血便。（答对1项得0.5分，满分2.5分）

（3）伴随症状：有无发热、流涕、咳嗽、呕吐、腹部拒按、哭闹、哭时泪少、少尿。（答对1项得0.5分，满分3分）

2. 诊疗经过（2分）

（1）是否曾就诊，做过何种检查，结果如何。（答对1项得0.5分，满分1分）

（2）治疗情况：是否用过药物，疗效如何。（答对1项得0.5分，满分1分）

3. 一般情况 发病以来精神、饮食、睡眠、体重变化情况。（1分）

（二）其他相关病史（4分）

1. 有无药物过敏史。（0.5分）

2. 与该病有关的其他病史：有无类似发作史，有无传染病接触史，家庭成员中有无类似患者。（1.5分）

3. 出生史，喂养史，预防接种史，生长发育、辅食添加情况。（答对1项得0.5分，满分2分）

二、问诊技巧（1分）

1. 条理性强，能抓住重点。（0.5分）

2. 能够围绕病情询问。（0.5分）

九、黄疸

黄疸是指血清中的胆红素升高而引起皮肤、黏膜及巩膜黄染的症状和体征。正常血清总胆红素最高为17.1μmol/L（1.0mg/dl），其中结合胆红素最高3.42μmol/L（0.2mg/dl），非结合胆红素最高13.68μmol/L（0.8mg/dl）。若血清胆红素在17.1~34.2μmol/L（1.0~2.0mg/dl），虽然已较正常为高，但临床上不易察觉，未发现有黄疸现象，称为隐性黄疸；超过34.2μmol/L（2.0mg/dl），临床可见黄疸，称为显性黄疸。

黄疸按病因学分类，可分为溶血性黄疸、肝细胞性黄疸、胆汁淤积性黄疸和先天性非溶血性黄疸。按胆红素性质分类，可分为以非结合型胆红素增高为主的黄疸（包括溶血性黄疸、先天性非溶血性黄疸、肝炎后高胆红素血症）和以结合型胆红素增高（包括肝细胞性黄疸、胆汁淤积性黄疸）为主的黄疸。

只有血液中胆红素增高而胆汁酸正常，称为高胆红素血症。只有血液中胆汁酸增高而胆红素正常，称为胆汁淤积。若血液中两者都增高，则称为胆汁淤积性黄疸。

黄疸的分类及临床表现如下。

分类	临床表现
溶血性黄疸	皮肤呈浅黄或金黄色；急性发作时可排出酱油色尿，粪便颜色亦加深
肝细胞性黄疸	尿色加深，粪色浅黄
胆汁淤积性黄疸	持续时间较长者皮肤呈黄绿色、深绿色或绿褐色；尿如浓茶，粪便浅灰或陶土色；常有明显的皮肤瘙痒

黄疸伴肝区隐痛或胀痛，常提示病毒性肝炎；黄疸时皮肤颜色主要由黄疸的种类与持续时间来决定。

金题峰向标 1

简要病史：女，45岁。食欲减退、尿色深黄2周，门诊就诊。

要求：请围绕以上简要病史，将应该询问的患者现病史及其他相关病史的内容写在答题纸上。

考试时间：10分钟

评分标准（总分15分）

一、问诊内容（14分）

（一）现病史（11分）

1.根据主诉及相关鉴别要点询问（8分）

（1）发病诱因：有无进食油腻食物、不洁饮食，有无服用特殊药物。（答对1项得0.5分，满分1分）

（2）饮食：进食量、食物种类，是否厌油腻食物。（1.5分）

（3）尿液：尿量，有无尿频、尿痛、肉眼血尿。（答对1项得0.5分，满分1.5分）

（4）伴随症状：有无皮肤黄染、瘙痒，有无发热、寒战、头晕、心悸、腰背部疼痛，有无恶心、呕吐、腹痛、腹泻、粪便颜色改变。（答对1项得0.5分，满分4分）

2.诊疗经过（2分）

（1）是否曾就诊，做过何种检查，结果如何。（答对1项得0.5分，满分1分）

（2）治疗情况：是否用过药物，疗效如何。（答对1项得0.5分，满分1分）

3.一般情况 发病以来精神、睡眠、体重变化情况。（答对1项得0.5分，满分1分）

（二）其他相关病史（3分）

1.有无药物过敏史。（0.5分）

2.与该病有关的其他病史：有无急慢性肝炎、胆道疾病、胰腺疾病、血液病、肿瘤病史。有无与肝炎患者接触史。饮酒史。有无遗传性疾病家族史。（答对1项得0.25分，满分2.5分）

二、问诊技巧（1分）

1.条理性强，能抓住重点。（0.5分）

2.能够围绕病情询问。（0.5分）

金题峰向标 2

简要病史：男，58岁。上腹痛2个月，发现皮肤黄染5天，门诊就诊。

要求：请围绕以上简要病史，将应该询问的患者现病史及其他相关病史的内容写在答题纸上。

考试时间：10分钟

评分标准（总分15分）

一、问诊内容（14分）

（一）现病史（11分）

1.根据主诉及相关鉴别要点询问（8分）

（1）发病诱因：有无暴饮暴食、进食油腻食物、不洁饮食，有无服用特殊药物、进食特殊食物。（答对1项得0.5分，满分1.5分）

（2）腹痛：具体部位、性质、程度，持续性或阵发性，有无放射，加重、缓解因素。（答对1项得0.5分，满分2.5分）

（3）皮肤黄染：部位、程度。（1分）

（4）伴随症状：尿液颜色是否改变，粪便是否呈灰白色或白陶土样，有无皮肤瘙痒、巩膜黄染，有无恶心、呕吐、发热、腰背痛、消瘦。（答对1项得0.5分，满分3分）

2. 诊疗经过（2分）

（1）是否曾就诊，做过何种检查，结果如何。（答对1项得0.5分，满分1分）

（2）治疗情况：是否用过药物，疗效如何。（答对1项得0.5分，满分1分）

3. 一般情况　发病以来精神、睡眠情况。（1分）

（二）其他相关病史（3分）

1. 有无药物过敏史。（0.5分）

2. 与该病有关的其他病史：有无类似发作史，有无肝病、胆道疾病、胰腺疾病、血液病、肿瘤病史。有无与肝炎患者接触史。饮酒史。有无遗传性疾病家族史。（答对1项得0.5分，满分2.5分）

二、问诊技巧（1分）

1. 条理性强，能抓住重点。（0.5分）

2. 能够围绕病情询问。（0.5分）

十、尿频、尿急与尿痛

尿频、尿急、尿痛称为尿路刺激征，见于尿路感染、输尿管结石、膀胱肿瘤、间质性膀胱炎及出血性膀胱炎、尿道综合征等情况，其鉴别要点如下。

病因	鉴别要点
尿路感染	狭义是指细菌引起的、广义是指所有有致病微生物引起的尿路炎症，包括：细菌、病毒、真菌、支原体、衣原体、寄生虫等。常有白细胞尿，尿中可以找到致病微生物（培养、显微镜检查）
尿道综合征	多见于女性，中段尿培养大多阴性，排除了器质性疾病所致的尿路刺激征后，可考虑诊断此病。多数与精神因素有关
输尿管结石	以输尿管膀胱壁段结石多见。B超、X线检查可鉴别
膀胱肿瘤	血尿常较突出
间质性膀胱炎	可以见于结缔组织疾病，较常见于系统性红斑狼疮（SLE）患者；找不到病因者，称为特发性间质性膀胱炎
出血性膀胱炎	常见于使用环磷酰胺的患者

金题峰向标 1

简要病史：女，40岁。尿频、尿急、尿痛5天，门诊就诊。

要求：请围绕以上简要病史，将应该询问的患者现病史及其他相关病史的内容写在答题纸上。

考试时间：10分钟

评分标准（总分15分）

一、问诊内容（14分）

（一）现病史（11分）

1. 根据主诉及相关鉴别要点询问（8分）

（1）发病诱因：有无劳累、受凉、饮水少、憋尿、不洁性生活，有无行妇科检查、导尿

术。（答对1项得0.5分，满分2.5分）

（2）尿频、尿急、尿痛：排尿频次、每次尿量，疼痛部位、性质，有无放射，有无排尿困难、尿失禁。（答对1项得0.5分，满分3分）

（3）伴随症状：有无发热、寒战、腰痛、腹痛、盗汗、血尿、脓尿、白带异常。（答对1项得0.5分，满分2.5分）

2.诊疗经过（2分）

（1）是否曾就诊，做过何种检查，结果如何。（答对1项得0.5分，满分1分）

（2）治疗情况：是否用过药物，疗效如何。（答对1项得0.5分，满分1分）

3.一般情况　近期精神、饮食、睡眠、大便、体重变化情况。（答对1项得0.25分，满分1分）

（二）其他相关病史（3分）

1.有无药物过敏史。（0.5分）

2.与该病有关的其他病史：有无类似发作史，有无尿路感染、尿路结石、结核病、妇科疾病病史，有无手术史，月经、婚育史。（答对1项得0.5分，满分2.5分）

二、问诊技巧（1分）

1.条理性强，能抓住重点。（0.5分）

2.能够围绕病情询问。（0.5分）

金题峰向标 2

简要病史：女，40岁。发热伴尿频、尿急、尿痛3天，门诊就诊。

要求：请围绕以上简要病史，将应该询问的患者现病史及其他相关病史的内容写在答题纸上。

考试时间：10分钟

评分标准（总分15分）

一、问诊内容（14分）

（一）现病史（11分）

1.根据主诉及相关鉴别要点询问（8分）

（1）发病诱因：有无劳累、受凉、饮水少、憋尿、不洁性生活，有无行妇科检查、导尿术。（答对1项得0.5分，满分2.5分）

（2）发热：程度、热型，有无畏寒、寒战。（答对1项得0.5分，满分1.5分）

（3）尿频、尿急、尿痛：排尿频次、每次尿量，疼痛部位、性质，有无放射，有无排尿困难、尿失禁。（答对1项得0.5分，满分2分）

（4）伴随症状：有无血尿、脓尿、腰痛、腹痛、盗汗、白带异常。（答对1项得0.5分，满分2分）

2.诊疗经过（2分）

（1）是否曾就诊，做过何种检查，结果如何。（答对1项得0.5分，满分1分）

（2）治疗情况：是否用过药物，疗效如何。（答对1项得0.5分，满分1分）

3.一般情况　近期精神、饮食、睡眠、大便、体重变化情况。（答对1项得0.25分，满分1分）

（二）其他相关病史（3分）

1. 有无药物过敏史。（0.5分）

2. 与该病有关的其他病史：有无类似发作史，有无尿路感染、尿路结石、结核病、妇科疾病病史，有无手术史，月经、婚育史。（答对1项得0.5分，满分2.5分）

二、问诊技巧（1分）

1. 条理性强，能抓住重点。（0.5分）

2. 能够围绕病情询问。（0.5分）

十一、血尿

血尿是指尿中红细胞异常增多（离心沉淀尿中每高倍视野≥3个红细胞）。血尿根据能否被肉眼发现分为肉眼血尿和镜下血尿。常见病因如下。

1. 各种肾小球疾病引起的肾小球源性血尿

肾小球源性血尿具有全程、不凝、无痛、有红细胞管型、变形红细胞尿和伴有其他肾小球疾病表现（如蛋白尿等）的特点。部分肾小管、肾间质疾病可能引起轻度的血尿，具有类似的特点。

2. 其他疾病引起的非肾小球源性血尿

全身性疾病引起的尿路出血，如：抗凝药物过量、血液病；泌尿系统疾病引起的尿路出血，如：结石、肿瘤、尿路感染、多囊肾、血管畸形、出血性膀胱炎。

3. 特殊类型的血尿

（1）运动性血尿：指仅在运动后出现的血尿。一般多出现在竞技性的剧烈运动后，如：长跑（也称马拉松血尿）、拳击等。

（2）直立性血尿：指血尿出现在身体直立时，平卧时消失。多见于较为瘦高的青少年，30岁以上者很少见。病因是由于左肾静脉受到腹主动脉和肠系膜上动脉的挤压，使血液回流受阻，肾盂内静脉曲张、渗血，导致血尿。患者预后良好，成年后血尿大多逐渐减轻。B超可以帮助诊断。

（3）腰痛血尿综合征：常见于年轻女性口服避孕药者，表现为一侧或双侧腰痛伴血尿，肾动脉造影显示肾内动脉分支变狭窄，有局灶肾缺血征象。诊断本病需要首先除外其他泌尿系统疾病。

金题峰向标 1

简要病史：女童，10岁。尿呈"洗肉水"样伴水肿2天，门诊就诊。

要求：请围绕以上简要病史，将应该询问的患者现病史及其他相关病史的内容写在答题纸上。

考试时间：10分钟

评分标准（总分15分）

一、问诊内容（14分）

（一）现病史（11分）

1. 根据主诉及相关鉴别要点询问（8分）

（1）发病诱因：有无剧烈运动、劳累，有无上呼吸道感染、外伤，有无进食特殊食物、

服用药物。（答对1项得0.5分，满分2分）

（2）血尿：间歇性或持续性，是否为全程血尿，有无血凝块，尿中有无泡沫。（答对1项得0.5分，满分1.5分）

（3）水肿：开始部位、程度，是否为凹陷性、对称性，发展变化情况，加重、缓解因素。（答对1项得0.5分，满分2分）

（4）伴随症状：有无头痛、发热，有无膀胱刺激征、少尿，有无恶心、呕吐、腹痛、腹胀。（答对1项得0.5分，满分2.5分）

2. 诊疗经过（2分）

（1）是否曾就诊，做过何种检查，结果如何。（答对1项得0.5分，满分1分）

（2）治疗情况：是否用过药物，疗效如何。（答对1项得0.5分，满分1分）

3. 一般情况（1分）

近期精神、饮食、睡眠、大便、体重变化情况。（答对1项得0.25分，满分1分）

（二）其他相关病史（3分）

1. 有无药物过敏史。（0.5分）

2. 与该病有关的其他病史：有无尿路感染、结核病、肾脏疾病、肿瘤、出血性疾病病史，相关疾病家族史。（答对1项得0.5分，满分2.5分）

二、问诊技巧（1分）

1. 条理性强，能抓住重点。（0.5分）

2. 能够围绕病情询问。（0.5分）

金题峰向标 2

简要病史：男，52岁。血尿、腰痛1天，急诊就诊。

要求：请围绕以上简要病史，将应该询问的患者现病史及其他相关病史的内容写在答题纸上。

考试时间：10分钟

评分标准（总分15分）

一、问诊内容（14分）

（一）现病史（11分）

1. 根据主诉及相关鉴别要点询问（8分）

（1）发病诱因：有无剧烈运动、劳累，有无上呼吸道感染、外伤，有无进食特殊食物、服用药物。（1.5分）

（2）血尿：具体尿色，间歇性或持续性，是否为全程血尿，有无血凝块，尿中有无泡沫。（答对1项得0.5分，满分2分）

（3）腰痛：部位、性质、程度，是否为持续性，有无放射，加重、缓解因素。（答对1项得0.5分，满分2分）

（4）伴随症状：有无发热，有无膀胱刺激征、尿量改变，有无腹痛、恶心、呕吐、水肿。（答对1项得0.5分，满分2.5分）

2. 诊疗经过（2分）

（1）是否曾就诊，做过何种检查，结果如何。（答对1项得0.5分，满分1分）

（2）治疗情况：是否用过药物，疗效如何。（答对1项得0.5分，满分1分）

3. 一般情况　近期精神、睡眠、大便、体重变化情况。（1分）

（二）其他相关病史（3分）

1. 有无药物过敏史。（0.5分）

2. 与该病有关的其他病史：有无尿路感染、结核病、肾脏疾病、尿路结石、出血性疾病、肿瘤、痛风病史，有无手术史。吸烟、饮酒史。（答对1项得0.5分，满分2.5分）

二、问诊技巧（1分）

1. 条理性强，能抓住重点。（0.5分）

2. 能够围绕病情询问。（0.5分）

金题峰向标 3

简要病史：女，68岁。反复肉眼血尿1周，门诊就诊。

要求：请围绕以上简要病史，将应该询问的患者现病史及其他相关病史的内容写在答题纸上。

考试时间：10分钟

评分标准（总分15分）

一、问诊内容（14分）

（一）现病史（11分）

1. 根据主诉及相关鉴别要点询问（8分）

（1）发病诱因：有无剧烈运动、劳累、感染，有无服用抗凝或抗血小板类药物。（答对1项得0.5分，满分1.5分）

（2）血尿：发作频率，每次持续时间，是否为全程血尿，有无血凝块，尿中有无泡沫，加重、缓解因素。（答对1项得0.5分，满分3分）

（3）伴随症状：有无尿量异常，有无膀胱刺激征、排尿困难，有无发热、水肿、腰痛、下腹痛、下腹不适、消瘦、阴道分泌物异常。（答对1项得0.5分，满分3.5分）

2. 诊疗经过（2分）

（1）是否曾就诊，做过何种检查，结果如何。（答对1项得0.5分，满分1分）

（2）治疗情况：是否用过药物，疗效如何。（答对1项得0.5分，满分1分）

3. 一般情况　近期精神、饮食、睡眠、大便情况。（1分）

（二）其他相关病史（3分）

1. 有无药物过敏史。（0.5分）

2. 与该病有关的其他病史：有无高血压、糖尿病、出血性疾病、尿路感染、慢性肾脏病、尿路结石、肿瘤病史。有无外伤及手术史，月经、婚育史。（答对1项得0.5分，满分2.5分）

二、问诊技巧（1分）

1. 条理性强，能抓住重点。（0.5分）

2. 能够围绕病情询问。（0.5分）

金题峰向标 4

简要病史：男，36岁。血尿伴右侧腰痛2小时，急诊就诊。

要求：请围绕以上简要病史，将应该询问的患者现病史及其他相关病史的内容写在答题纸上。

考试时间：10分钟

评分标准（总分15分）

一、问诊内容（14分）

（一）现病史（12分）

1. 根据主诉及相关鉴别要点询问（9分）

（1）发病诱因：有无劳累、剧烈运动、感染、外伤。（答对1项得0.5分，满分1.5分）

（2）血尿：具体尿色，是否为全程血尿，有无血凝块，尿中有无泡沫。（答对1项得1分，满分3分）

（3）腰痛：性质、程度，是否为持续性，是否向其他部位放射，与体位的关系。（2.5分）

（4）伴随症状：有无膀胱刺激征、排尿困难，有无发热、恶心、呕吐。（答对1项得0.5分，满分2分）

2. 诊疗经过（2分）

（1）是否曾就诊，做过何种检查，结果如何。（答对1项得0.5分，满分1分）

（2）治疗情况：是否用过药物，疗效如何。（答对1项得0.5分，满分1分）

3. 一般情况　近期精神、饮食、睡眠、大便、体重变化情况。（答对1项得0.5分，满分1分）

（二）其他相关病史（2分）

1. 有无药物过敏史。（0.5分）

2. 与该病有关的其他病史：有无类似发作史，有无泌尿系统结石、尿路感染、肾脏疾病、结核病、高尿酸血症或痛风病史，有无手术史。吸烟、饮酒史。（答对1项得0.25分，满分1.5分）

二、问诊技巧（1分）

1. 条理性强，能抓住重点。（0.5分）

2. 能够围绕病情询问。（0.5分）

十二、阴道出血

阴道出血指除正常月经以外的生殖系统出血。它是妇科疾病中较常见的症状之一。出血的部位可在阴道、宫颈、宫体和输卵管，但以子宫出血最为常见。

（一）病因

1. 卵巢内分泌功能失调可致子宫出血，另外，月经期卵泡破裂致雌激素水平短暂下降也可致子宫出血。

2. 生殖器肿瘤，如子宫肌瘤、子宫颈癌和子宫内膜癌等均可致阴道出血。

3. 与妊娠有关的子宫出血，如异位妊娠，先兆流产、流产等。

4. 生殖器炎症及创伤可导致阴道出血。

5.全身性疾病，如血小板量和质的异常，凝血功能障碍，包括血小板减少性紫癜、再生障碍性贫血、肝功能损害等均可引起阴道出血。

6.外源性激素，如雌激素、孕激素等药物可引起"突破性出血"或"撤退性出血"。

（二）常见疾病

1.儿童时期阴道出血应考虑有性早熟或生殖道恶性肿瘤的可能。

2.青春期阴道及外阴部疼痛，并伴有多少不等的鲜血流出，可能是创伤引起的。

3.生育期妇女在两次月经之间阴道少量出血，有可能是排卵期阴道出血，属正常现象。

4.停经后阴道出血。宫外孕的妇女也是多在停经后发生阴道出血，而且往往伴有下腹部隐痛，出血时间也长，因而不能在未确定怀孕的情况下都简单地认为是排卵出血。流产也可见阴道出血。

5.在服用避孕药后引起出血，称为突破性出血。

6.绝经后阴道出血，应注意排除恶性病变，如子宫颈癌、子宫内膜癌等，其次考虑炎症、息肉、内分泌因素等。

7.子宫复旧不全和产褥感染。子宫胎盘附着面复旧不全可引起血栓脱落、血窦重新开放，导致子宫出血。产褥感染，以子宫内膜炎多见，其可引起子宫胎盘附着面复旧不良和子宫收缩欠佳，造成血窦关闭不全，导致子宫出血。

8.子宫内膜炎、子宫肌炎、输卵管炎、盆腔结缔组织炎等引起子宫出血。

9.生殖器肿瘤，如子宫肌瘤、子宫颈癌、子宫内膜癌、卵巢癌等

金题峰向标 1

简要病史：女，35岁。阴道不规则流血5天，左下腹痛3小时，急诊就诊。

要求：请围绕以上简要病史，将应该询问的患者现病史及其他相关病史的内容写在答题纸上。

考试时间：10分钟

评分标准（总分15分）

一、问诊内容（14分）

（一）现病史（11分）

1.根据主诉及相关鉴别要点询问（8分）

（1）发病诱因：有无劳累、外伤、剧烈运动、搬重物、体位突然变化。（答对1项得0.25分，满分1分）

（2）月经情况：周期、经期、经量，有无痛经，末次月经时间。（答对1项得0.25分，满分1分）

（3）阴道流血：间隔及持续时间、量、性状，有无组织物排出。（2分）

（4）腹痛：具体部位、性质、程度，持续性或阵发性，与体位的关系，有无放射，加重、缓解因素。（答对1项得0.5分，满分2.5分）

（5）伴随症状：有无头晕、心悸、晕厥、肛门坠胀感，有无发热、恶心呕吐、腹泻，有无其他部位出血。（答对1项得0.25分，满分1.5分）

2.诊疗经过（2分）

（1）是否曾就诊，做过何种检查，结果如何。（答对1项得0.5分，满分1分）

（2）治疗情况：是否用过药物，疗效如何。（答对1项得0.5分，满分1分）

3. 一般情况 近期精神、饮食、睡眠、体重变化情况。（1分）

（二）其他相关病史（3分）

1. 有无药物过敏史。（0.5分）

2. 与该病有关的其他病史：有无盆腔炎性疾病、胃肠道疾病、出血性疾病、肿瘤病史。有无腹部手术史。婚育史。（答对1项得0.5分，满分2.5分）

二、问诊技巧（1分）

1. 条理性强，能抓住重点。（0.5分）

2. 能够围绕病情询问。（0.5分）

金题峰向标 2

简要病史：女，50岁。阴道不规则流血伴白带增多4个月，门诊就诊。

要求：请围绕以上简要病史，将应该询问的患者现病史及其他相关病史的内容写在答题纸上。

考试时间：10分钟

评分标准（总分15分）

一、问诊内容（14分）

（一）现病史（11分）

1. 根据主诉及相关鉴别要点询问（8分）

（1）发病诱因：有无外伤、性卫生不良、服用激素类药物、宫腔手术操作。（1分）

（2）月经情况：周期、经期、经量，有无痛经，末次月经时间。（答对1项得0.25分，满分1分）

（3）阴道流血：间隔及持续时间、量、性状，有无组织物排出。（答对1项得0.5分，满分1.5分）

（4）白带增多：持续性或间歇性，量、性状、气味，是否混有血液。（2.5分）

（5）伴随症状：有无头晕、心悸、乏力、潮热出汗、发热、外阴瘙痒、腹痛、膀胱刺激征、其他部位出血。（答对1项得0.25分，满分2分）

2. 诊疗经过（2分）

（1）是否曾就诊，做过何种检查，结果如何。（答对1项得0.5分，满分1分）

（2）治疗情况：是否用过药物，疗效如何。（答对1项得0.5分，满分1分）

3. 一般情况 近期精神、饮食、睡眠、体重变化情况。（1分）

（二）其他相关病史（3分）

1. 有无药物过敏史。（0.5分）

2. 与该病有关的其他病史：有无盆腔炎性疾病、性病、出血性疾病、肿瘤病史。有无人乳头瘤病毒（HPV）感染史。婚育史。肿瘤家族史。（答对1项得0.5分，满分2.5分）（2.5分）

二、问诊技巧（1分）

1. 条理性强，能抓住重点。（0.5分）

2. 能够围绕病情询问。（0.5分）

十三、头痛

头痛是指颅内或颅外疾病对头部疼痛敏感结构的刺激，造成头颅上半部（眉弓、耳轮上部、枕外隆突连线以上）的疼痛。对疼痛敏感的头颅结构包括颅外结构和颅内结构。一旦受累，就可产生头痛。

（一）常见原因

按疾病累及头部疼痛结构的不同，头痛可分为八类。

1. 颅与颅外结构疾病。
2. 外伤性头痛。
3. 血管性头痛。包括原发性血管性头痛（偏头痛、丛集性头痛等）和继发性血管性头痛（发热、缺血性和出血性脑血管病、高血压、重度子痫前期、癫痫后、中枢神经系统血管炎、缺氧、高二氧化碳血症等）。
4. 肌源性头痛。包括原发性肌收缩性头痛（紧张性头痛）和继发性肌收缩性头痛。
5. 脑膜疾病。包括各种急、慢性脑膜炎和脑膜脑炎、脑膜癌病等。
6. 脑脊液动力学变化。包括颅内压增高、脑积水、颅内占位性病变、低颅压性头痛等。
7. 反射性头痛。包括咳嗽性头痛等。
8. 精神性头痛。包括癔症、妄想、抑郁等精神疾病造成头痛。

（二）临床特点

头痛的临床特点如下表所示。

类型	特点
肌收缩性头痛	双颞或枕部持续性钝痛或头部束带紧扎样头痛，不影响日常生活。无搏动性，也无恶心、呕吐、畏光和畏声。疼痛部位有压痛
血管性头痛	枕部、额部、双颞部或全头部的搏动样头痛，头痛时可伴恶心、呕吐、畏光、畏声等，睡眠后减轻，反复发作
器质性疾病引起的头痛	出现下列表现之一者应高度怀疑：①首次发作剧烈头痛。②亚急性起病的头痛，数周内进行性加重。③头痛过程中逐渐出现视乳头水肿。④头痛伴有强迫性头位。⑤慢性头痛过程中出现癫痫、言语障碍、瘫痪等神经系统损害

（三）伴随症状

1. 强迫性头位，头位变化时头痛加重或意识障碍障碍，见于第四脑室、后颅窝或颅脊交界处肿瘤等。
2. 头痛伴有视神经乳头水肿和恶心、呕吐，见于各种原因造成的颅内压增高或高血压脑病。
3. 头痛伴发热、脑膜刺激征，见于各种脑膜炎、蛛网膜下腔出血。
4. 直立后数分钟头痛逐渐加重，平卧后头痛缓解，脑脊液压力低于 $70\text{mmH}_2\text{O}$，为低颅压性头痛。
5. 头痛伴脑实质损害症状和体征（偏瘫、偏身感觉障碍、偏盲、癫痫、失语、认知障碍、意识障碍等），见于脑血管意外、脑炎、脑肿瘤、脑挫裂伤等。

金题峰向标 1

简要病史：女，65岁。突发头痛、右侧肢体瘫痪2小时，昏迷半小时，急诊就诊。

要求：请围绕以上简要病史，将应该询问的患者现病史及其他相关病史的内容写在答题纸上。

考试时间：10分钟

评分标准（总分15分）

一、问诊内容（14分）

（一）现病史（11分）

1. 根据主诉及相关鉴别要点询问（8分）

（1）发病诱因：是否与精神因素、劳累、外伤、感染、服用药物等有关。（答对1项得0.5分，满分2分）

（2）头痛：部位、性质、程度。（1.5分）

（3）肢体瘫痪：程度、变化情况。（1分）

（4）昏迷：发病缓急、程度、变化情况。（1.5分）

（5）伴随症状：有无发热、喷射性呕吐、抽搐、大小便失禁。（2分）

2. 诊疗经过（2分）

（1）是否曾就诊，做过何种检查，结果如何。（答对1项得0.5分，满分1分）

（2）治疗情况：是否用过药物，疗效如何。（答对1项得0.5分，满分1分）

3. 一般情况 近期精神、饮食、睡眠、体重变化情况。（1分）

（二）其他相关病史（3分）

1. 有无药物过敏史。（0.5分）

2. 与该病有关的其他病史：有无类似发作史，有无高血压及血压控制情况，有无心脏病、血脂异常、糖尿病病史。有无烟酒嗜好。有无心脑血管疾病家族史。（答对1项得0.5分，满分2.5分）

二、问诊技巧（1分）

1. 条理性强，能抓住重点。（0.5分）

2. 能够围绕病情询问。（0.5分）

金题峰向标 2

简要病史：男，18岁。高热、头痛3天，于4月15日急诊就诊。

要求：请围绕以上简要病史，将应该询问的患者现病史及其他相关病史的内容写在答题纸上。

考试时间：10分钟

评分标准（总分15分）

一、问诊内容（14分）

（一）现病史（12分）

1. 根据主诉及相关鉴别要点询问（9分）

（1）发病诱因：有无受凉、感染、劳累、外伤。（答对1项得0.5分，满分1.5分）

（2）发热：具体体温、热型，有无畏寒、寒战。（2分）

（3）头痛：部位、性质、程度，持续性或阵发性，加重、缓解因素。（3分）

（4）伴随症状：有无喷射性呕吐、意识障碍，有无皮疹、皮肤出血点，有无咽痛、咳嗽、咳痰、腹痛、腹泻。（答对1项得0.5分，满分2.5分）

2. 诊疗经过（2分）

（1）是否曾就诊，做过何种检查，结果如何。（答对1项得0.5分，满分1分）

（2）治疗情况：是否用过药物，疗效如何。（答对1项得0.5分，满分1分）

3. 一般情况　近期精神、饮食、睡眠、大小便、体重变化情况。（答对1项得0.25分，满分1分）

（二）其他相关病史（2分）

1. 有无药物过敏史。（0.5分）

2. 与该病有关的其他病史：有无结核病病史，周围人群有无类似发病患者。有无头颅外伤史。（1.5分）

二、问诊技巧（1分）

1. 条理性强，能抓住重点。（0.5分）

2. 能够围绕病情询问。（0.5分）

十四、意识障碍

意识障碍是指由于人对自身及外界环境的识别和觉察能力出现障碍，觉醒、警觉水平及进行感知、认识和理解并作出适宜反应的能力丧失，所表现出的一组神经功能缺失综合征。

意识障碍包括意识清醒水平障碍和（或）意识内容（认知和理解并作出适宜反应能力的高级神经活动）障碍两个方面。

意识障碍多由高级神经中枢功能活动（意识、感觉、运动）受损所引起，可表现为嗜睡、意识模糊、昏睡和谵妄，严重的意识障碍为昏迷。

意识障碍的临床特点如下。

1. 以觉醒水平变化为主的意识障碍

嗜睡：持久延长的病理性睡眠和倦睡状态。经强刺激后能唤醒。醒后可保持短时间的醒觉状态，有一定的言语或运动反应，停止刺激后又入睡。

昏睡：大声呼唤或施以强疼痛刺激可以唤睡，醒觉反应不完全。此时意识模糊、反应迟钝，且很快又进入病理性的昏睡。昏睡时各种随意运动消失，但反射无明显改变。

昏迷：是严重的意识障碍，按其程度可分为三个阶段。

（1）轻度昏迷：意识大部分丧失，无自主运动，对声、光刺激无反应，对疼痛刺激尚可出现痛苦的表情或肢体退缩等防御反应。角膜反射、瞳孔对光反射、眼球运动、吞咽反射等可存在。

（2）中度昏迷：对周围事物及各种刺激均无反应，对于强烈刺激或可出现防御反射。角膜反射减弱，瞳孔对光反射迟钝，眼球无转动。

（3）深度昏迷：全身肌肉松弛，对各种刺激均无反应。深、浅反射均消失。

2. 以意识内容障碍为主的意识障碍

见下表。

意识内容障碍的分类及特点

分类	特点
意识模糊	表现为注意力减退、情感反应淡漠、定向力障碍、活动减少、语言断续、对外界刺激反应迟钝
谵妄	意识严重模糊，定向力和注意力丧失，不能与外界正常接触。常伴有错觉、幻觉、妄想和语无伦次。精神运动性兴奋症状突出，烦躁不安，活动增多，对所有刺激反应增强，且不正确
无动性缄默	患者仍能注视周围环境及人物，但不能活动或言语，貌视清醒，故又名醒状昏迷。强烈刺激不能改变其意识状态。大小便失禁、尚能吞咽、无病理反射出现
去大脑皮质综合征	患者能无意识地睁眼、闭眼或转动眼球，但眼球不能随光线或物品而转动，貌似清醒。对外界刺激无反应。有强握、吮吸、咳嗽等反射和无意识的吞咽活动。上肢屈曲，下肢伸直，四肢肌张力增高，双侧病理反射阳性。此称为去皮质强直。去大脑强直与去皮质强直相似，但去大脑强直四肢均为伸直状态的强直
植物状态	是指患者对自身和外界的认知功能全部丧失，呼之不应，不能与外界交流，有自发或反射性睁眼，偶可发现视物追踪，可有无意义哭笑，存在吸吮、咀嚼和吞咽等原始反射，有觉醒 – 睡眠周期，大小便失禁

金题峰向标 1

简要病史：男，35岁。被发现昏迷1小时，急诊就诊。既往有风湿性心瓣膜病病史。

要求：请围绕以上简要病史，将应该询问的患者现病史及其他相关病史的内容写在答题纸上。

考试时间：10分钟

评分标准（总分15分）

一、问诊内容（14分）

（一）现病史（9分）

1. 根据主诉及相关鉴别要点询问（6分）

（1）发病诱因：是否与外伤、剧烈活动、劳累、精神因素等有关。（2分）

（2）昏迷：急缓、程度、变化情况。（1.5分）

（3）伴随症状：昏迷前有无头痛、抽搐，有无发热、肢体运动障碍，有无呕吐、大小便失禁。（答对1项得0.5分，满分2.5分）

2. 诊疗经过（2分）

（1）是否曾就诊，做过何种检查，结果如何。（答对1项得0.5分，满分1分）

（2）治疗情况：是否用过药物，疗效如何。（答对1项得0.5分，满分1分）

3. 一般情况（1分）

近期精神、饮食、睡眠、体重变化情况。（1分）

（二）其他相关病史（5分）

1. 有无药物过敏史。（0.5分）

2. 风湿性心瓣膜病：具体诊断，有无合并心房颤动，有无服用抗凝类药物，病情控制情

况。（答对1项得0.5分，满分1.5分）

3. 与该病有关的其他病史：有无类似发作史，有无动脉栓塞史，有无高血压、糖尿病、脑血管疾病病史，有无癫痫病史，有无肝病、肾病病史。（答对1项得0.5分，满分3分）

二、问诊技巧（1分）

1. 条理性强，能抓住重点。（0.5分）

2. 能够围绕病情询问。（0.5分）

金题峰向标 2

简要病史：男童，12岁。突发昏迷、抽搐1小时，急诊就诊。

要求：请围绕以上简要病史，将应该询问的患者现病史及其他相关病史的内容写在答题纸上。

考试时间：10分钟

评分标准（总分15分）

一、问诊内容（14分）

（一）现病史（10分）

1. 根据主诉及相关鉴别要点询问（7分）

（1）发病诱因：是否与外伤、误服药物、感染、误吸、精神因素等有关。（答对1项得0.5分，满分1.5分）

（2）昏迷：程度、变化情况。（1分）

（3）抽搐：全身性或局限性，持续性或间断性。（1分）

（4）伴随症状：抽搐发作前有无幻视、幻嗅、眩晕，有无尖叫、口吐白沫、大小便失禁，有无发热、头痛、呕吐、呼吸困难。（答对1项得0.5分，满分3.5分）

2. 诊疗经过（2分）

（1）是否曾就诊，做过何种检查，结果如何。（答对1项得0.5分，满分1分）

（2）治疗情况：是否用过药物，疗效如何。（答对1项得0.5分，满分1分）

3. 一般情况　近期精神、饮食、睡眠、体重变化情况。（1分）

（二）其他相关病史（4分）

1. 有无药物过敏史。（0.5分）

2. 与该病有关的其他病史：有无类似发作史。有无癫痫病史，如有是否规则服药、有无突然减药。有无心脏病、糖尿病病史。有无传染病接触史。有无头部产伤、外伤、手术史。（答对1项得0.5分，满分3.5分）

二、问诊技巧（1分）

1. 条理性强，能抓住重点。（0.5分）

2. 能够围绕病情询问。（0.5分）

金题峰向标 3

简要病史：男，40岁。被发现昏迷伴口唇呈樱桃红色半小时，急诊就诊。

要求：请围绕以上简要病史，将应该询问的患者现病史及其他相关病史的内容写在答题纸上。

考试时间：10分钟

评分标准（总分15分）

一、问诊内容（14分）

（一）现病史（10分）

1. 根据主诉及相关鉴别要点询问（7分）

（1）发病诱因：是否与外伤、精神因素、感染等有关。（答对1项得0.5分，满分1.5分）

（2）发现时现场情况：如何发现，现场有无煤火炉、有无未关闭的煤气或天然气灶具、通风情况，是否发现有大量服药线索，有无呕吐物及其性质和气味，有无同时发病者。（答对1项得0.5分，满分2.5分）

（3）昏迷：程度、变化情况。（1分）

（4）伴随症状：有无发热、呼吸困难、肌颤、流涎、抽搐、大小便失禁。（答对1项得0.5分，满分2.5分）

2. 诊疗经过（2分）

（1）是否曾就诊，做过何种检查，结果如何。（答对1项得0.5分，满分1分）

（2）治疗情况：是否用过药物，疗效如何。（答对1项得0.5分，满分1分）

3. 一般情况　近期精神、饮食、睡眠、体重变化情况。（1分）

（二）其他相关病史（4分）

1. 有无药物过敏史。（0.5分）

2. 与该病有关的其他病史：有无类似发作史，有无肝病、肾病、糖尿病、高血压、脑血管疾病、癫痫、精神疾病病史，外伤史，生活状况。（答对1项得0.5分，满分3.5分）

二、问诊技巧（1分）

1. 条理性强，能抓住重点。（0.5分）

2. 能够围绕病情询问。（0.5分）

第二考站　体格检查

体格检查是医师利用自己的感官和简单的工具（如体温计、听诊器、血压计等）进行人体状况检查的方法。体格检查是诊断疾病的最基本手段之一，是每一位临床医师都必须具备的基本技能，对基层医师意义更大。体格检查时应注意：

1.检查者仪容整洁，举止大方，态度和蔼。

2.检查前洗手，避免交叉感染。

3.检查者一般位于受检者右侧，检查手法熟练、轻柔，尽量减少受检者体位变动。

4.注意保护受检者隐私，依次充分暴露各检查部位，该部位检查完毕即行遮蔽。

5.检查时注意沟通，随时观察受检者反应。

6.根据病情需要，按照一定顺序系统检查或重点检查，避免重复和遗漏。

体格检查基本方法包括视诊、触诊、叩诊、听诊和嗅诊，前四种更常用。

（一）视诊

通过观察受检者外表来收集信息，多用于一般情况检查和各部位相应直视检查。

（二）触诊

通过用手直接接触受检者被检查部位时的感觉来进行判断的一种方法。包括：

1. 感觉触诊法　用指腹（如触诊脉搏或心尖搏动）或手掌（如语音震颤、心前区震颤、心包摩擦感等）感觉体表情况。

2. 浅部触诊法　用手指在体表柔和滑动或轻轻按压进行触摸，一般深度约为1cm，用于浅表淋巴结、血管、关节处检查及腹部深部触诊前的触诊检查。

3. 深部触诊法　用单手或双手重叠在检查部位进行滑动、按压的方法，深度常常在2cm以上。主要用于腹部触诊。可分为：

（1）深部滑行触诊法：检查者右手第2~5指并拢平放于腹壁上，掌指关节伸直，指尖逐渐触向腹腔深部，触及包块或脏器时注意各方向触摸以详细了解情况。用于检查腹腔脏器或包块。

（2）双手触诊法：检查者左手置于检查部位背后向右手方向托起或固定，右手用深部滑行触诊法触诊。用于肝、脾、肾和腹腔肿物的检查。

（3）深压触诊法：用于探测腹腔深在病变的部位或确定深部压痛点。检查者示指、中指并拢，垂直慢慢压向深部以了解是否疼痛。如麦氏点压痛等。

（4）冲击触诊法：检查者右手示指、中指、环指并拢取70°~90°的角度置于受检者腹壁，在腹壁上相应部位做数次急速而较有力的冲击动作，感受在冲击时是否有腹腔脏器或包块在指端浮沉。注意冲击过程指尖不能离开皮肤。用于大量腹水时腹部的触诊。

（三）叩诊

通过叩击体表所产生的音响来判断深部脏器情况的方法。包括直接和间接叩诊法。

1. 直接叩诊法 检查者右手示指、中指、环指并拢，用其指腹直接叩击被检查部位，一般用于胸部和腹部大面积病变检查。

2. 间接叩诊法 检查者左手中指（板指）紧贴检查部位，其他手指和手掌离开体表，右手中指自然弯曲，指尖垂直叩击板指第二节末端，连续 2~3 次，用力均匀适中。叩诊时应以腕关节和掌指关节的活动为主，避免肘关节和肩关节参与运动。叩击后右手中指应立即抬起，以免影响对叩诊音的判断。用于肺部、心界和腹部叩诊。

检查肝区或肾区有无叩击痛：检查者左手手掌平放在受检部位，右手握空心拳，用其尺侧叩击左手手背，询问或观察患者是否有疼痛。

（四）听诊

根据受检者身体活动的声响来判断是否正常。常借助听诊器检查心脏、肺和腹部。

（五）嗅诊

通过嗅觉来判断发自患者的异常气味与疾病之间关系的一种方法。来自患者皮肤、黏膜、呼吸道、胃肠道、呕吐物、排泄物、分泌物、脓液和血液等的气味，根据疾病的不同，其特点和性质也不一样。

第一部分 一般检查

一、测体温（腋测法，口述测量时间，须报告体温计读数）（2分）

（一）检查方法正确

1. 考生取消毒后体温计，观察体温计水银柱读数，如高于35℃则须甩到35℃以下。（0.5分）

2. 考生用手触摸被检者腋窝（检查影响体温的因素：有无汗液，有无致热或降温物品），将体温计头端置于被检者腋窝深处，请被检者用上臂将体温计夹紧。（0.5分）

3. 测量时间10分钟（考生口述）。（0.5分）

（二）报告检查结果正确

考官取出准备好的体温计，让考生读数（读数不正确不得分）。

（考官可能事先准备三支不同体温测量结果的体温计，考试时选择其中一支体温计让考生当场读数）（0.5分）

二、测脉搏（腕部）、呼吸频率（须报告检查结果）（2分）

（一）检查方法、部位正确

1. 考生一手示、中、环三指并拢，指腹置于被检者腕部桡动脉处，以适当压力触诊桡动脉搏动（双侧桡动脉进行对比）。（0.5分）

2. 观察被检者胸廓或腹部起伏，计数呼吸次数。（0.5分）

（二）检查时间及结果正确

1. 脉搏触诊时间至少30秒，报告被检者脉率，以每分钟多少次表示。（0.5分）

2. 数呼吸频率时间至少30秒，报告被检者呼吸频率，以每分钟多少次表示。（0.5分）

三、测血压（间接测量法，须报告测量结果）（4分）

（一）检查方法正确

1. 打开血压计开关，检查水银柱是否在"0"点，被检者取坐位或卧位，保持肘部、血压

计"0"点与心脏在同一水平。(0.5分)

2.气袖均匀紧贴皮肤,缠于上臂,其下缘在肘窝以上约2~3cm,气袖的中央位于肱动脉表面,其松紧度适宜。(0.5分)

3.考生触诊肘部确定肱动脉搏动位置后,将听诊器体件置于肱动脉搏动处(不能将体件塞于气袖下),听诊动脉搏动音。(0.5分)

4.向袖带内充气,边充气边听诊至肱动脉搏动音消失后,水银柱再升高30mmHg。(0.5分)

5.缓慢放气(水银柱下降速度约为2~6mmHg/s),双眼平视观察水银柱,根据听诊动脉搏动音变化和水银柱位置读出收缩压、舒张压数值。(0.5分)

(二)报告测量结果正确

1.要求测量两次,取平均值(考生口述);(0.5分)

2.报告测得的实际血压,读数正确(考官复测,验证考生测定的血压值是否正确);(0.5分)

3.先报收缩压,后报舒张压。(0.5分)

四、测身高(须报告测量结果)(2分)

(一)检查方法正确

1.告知被检者脱鞋,站立于体重身高测量仪上(背靠站立),头(枕)部、臀部、足跟三点紧靠于测量仪立柱。(0.5分)

2.头顶最高点与测量仪立柱垂直线的交叉点即身高读数。(0.5分)

(二)报告测量结果正确

报告测得的身高,以厘米表示。(1分)

五、测体重(须报告测量结果)(2分)

(一)检查方法正确

告知被检者脱鞋,单衣站立于体重身高测量仪底座上,站立位置正确,身体站直,观察测量仪上指针读数。(1分)

(二)报告测量结果正确

报告测得的体重,以公斤表示。(1分)

六、测头围(须报告测量结果)(2分)

(一)测量方法正确

告知被检者取坐位或立位,用软尺从被检者眉间绕到颅后通过枕骨粗隆部,围成一圈(头围最大径)。(1分)

(二)报告测量结果正确

报告测得的头围值,以厘米表示。(1分)

七、皮肤弹性和下肢皮肤凹陷性水肿检查(2分)

(一)检查部位正确

1.皮肤弹性:选择手背或上臂内侧部位。(0.5分)

2.下肢皮肤凹陷性水肿:选择下肢胫前、足背或踝部(选择其中之一即可)。(0.5分)

(二)检查方法正确

1.皮肤弹性:以拇指和示指将检查部位皮肤提起,然后松开,观察皮肤恢复情况,检查

时注意两侧对比。（0.5分）

2.下肢皮肤凹陷性水肿：用手指按压检查部位，待手指松开后观察按压部位皮肤有无凹陷和凹陷程度，注意两侧对比。（0.5分）

八、蜘蛛痣检查（须口述检查方法）（2分）

（一）检查部位正确

上腔静脉分布区域：面、颈、前胸、手背、上臂等。（0.5分）

（二）检查方法正确（须口述正确）

1.在疑为蜘蛛痣时，考生可用棉签或火柴杆一端压迫蜘蛛痣的中心。（1分）

2.其辐射状小血管立即消失，除去压力后又重复出现辐射状小血管（考生口述）。（0.5分）

九、颈前、颈后淋巴结检查（须报告检查结果）（4分）

（一）考生站位正确，告知被检者体位、姿势正确

告知被检者取坐位或仰卧位，考生位于被检者前面或右侧，边检查边告知被检者正确体位、姿势（如嘱被检者头稍低，或偏向检查侧）。

（二）检查部位正确

颈前淋巴结主要位于胸锁乳突肌表面及下颌角处，颈后淋巴结位于斜方肌前缘。（1分）

（三）检查方法正确

考生双手三指（示、中、环指）并拢，手指指腹紧贴双侧检查部位皮肤，进行滑动触诊。（1.5分）

（四）报告检查结果正确

是否触及淋巴结。（0.5分）

十、锁骨上淋巴结检查（须报告检查结果）（4分）

（一）考生站位正确，告知被检者体位、姿势正确

告知被检者取坐位或仰卧位，考生位于被检者前面或右侧，嘱其头部稍向前屈。（0.5分）

（二）检查方法正确

1.考生三指（示、中、环指）并拢，手指指腹紧贴锁骨上窝检查部位皮肤，由浅入深进行滑动触诊。（1分）

2.左手触诊被检者右锁骨上淋巴结。（1分）

3.右手触诊被检者左锁骨上淋巴结。（1分）

（三）报告检查结果正确

是否触及淋巴结。（0.5分）

十一、腋窝淋巴结检查（须口述检查内容，报告检查结果）（6分）

（一）考生站位正确，告知被检者体位正确

告知被检者取坐位或仰卧位，考生位于被检者前面或右侧。（0.5分）

（二）检查内容、部位正确

腋窝有5组淋巴结群：腋尖群，中央群，胸肌群，肩胛下群，外侧群。

1.腋尖群：位于腋窝顶部。（0.5分）

2.中央群：位于腋窝内侧壁近肋骨及前锯肌处。（0.5分）

3.胸肌群：位于胸大肌下缘深部。（0.5分）

4.肩胛下群：位于腋窝后皱襞深部。（0.5分）

5.外侧群：位于腋窝外侧壁。（0.5分）

（三）检查方法正确

1.检查左侧时，考生左手握被检者左手，将其前臂稍外展。（1分）

2.右手三指（示、中、环指）并拢，稍弯曲，由浅入深触诊被检者左侧腋窝淋巴结。（0.5分）

3.检查右侧时，以左手检查右侧腋窝，步骤同左侧。（1分）

（四）报告检查结果正确

是否触及淋巴结。（0.5分）

十二、腹股沟淋巴结检查（须报告检查结果）（4分）

（一）考生站位正确，告知被检者体位、姿势正确

告知被检者取仰卧位，下肢自然伸直，暴露腹股沟区，考生位于被检者右侧。（0.5分）

（二）检查部位正确

主要检查上、下两群（考生必须找准部位并描述正确）：

1.上群（水平组）位于腹股沟韧带下方，与韧带平行排列。（0.5分）

2.下群（垂直组）位于大隐静脉上端，沿静脉走向排列。（0.5分）

（三）检查方法正确

1.考生三指（示、中、环指）并拢进行检查。（0.5分）

2.以指腹紧贴腹股沟检查部位皮肤。（0.5分）

3.由浅入深进行滑动触诊。（0.5分）

4.左、右腹股沟淋巴结均应进行检查。（0.5分）

（四）报告检查结果正确

是否触及淋巴结。（0.5分）

十三、滑车上淋巴结检查（须报告检查结果和淋巴结肿大须描述的内容）（3分）

（一）考生站位正确，告知被检者体位、姿势正确

告知被检者取坐位或仰卧位（0.2分），考生位于被检者前面或右侧。（0.2分）

（二）检查方法

1.确定检查部位：上臂内侧，内上髁上方3~4cm处，肱二头肌与肱三头肌之间的间沟内。（0.2分）

2.检查被检者左侧时用左手（0.2分）扶托被检者左前臂（0.2分）；右手示、中、环指并拢，于检查部位由浅及深进行滑动触诊（0.2分）。（满分0.6分）

3.检查被检者右侧时用右手（0.2分）扶托被检者右前臂（0.2分）；左手示、中、环指并拢，于检查部位由浅及深进行滑动触诊（0.2分）。（满分0.6分）

（三）报告检查结果和淋巴结肿大须描述的内容

1.是否触及滑车上淋巴结。（0.4分）

2.淋巴结肿大须描述：部位、数目、大小、质地、活动度、压痛、局部皮肤有无红肿、瘘管等。（每报告一项得0.1分，共0.8分）

第二部分 头颈部检查

一、眼睑、巩膜、结膜检查（须口述检查内容）（4分）

（一）检查内容正确

1.眼睑有无水肿，上睑有无下垂，有无闭合障碍，有无倒睫；（0.5分）

2.巩膜有无黄染；（0.5分）

3.睑结膜有无苍白或充血，球结膜有无充血或水肿。（0.5分）

（二）检查方法正确

1.考生洗手或消毒手指（可口述）。（0.5分）

2.告知被检者闭眼、睁眼。（0.5分）

3.以示指和拇指捏起上睑中外1/3交界处的边缘，告知被检者向下看，趁机将眼睑轻轻向前下方牵拉，然后示指向下压睑板上缘，并与拇指配合将睑缘向上捻转，翻开眼睑。（0.5分）

4.嘱被检者向上看，以拇指轻压下眼睑下缘，充分暴露巩膜与结膜。（0.5分）

5.同样方法检查另一侧。（0.5分）

二、瞳孔、巩膜视诊检查（须口述视诊内容）（4分）

（一）视诊方法

观察被检者双侧瞳孔，嘱被检者向上看和向下看，充分暴露巩膜。

（二）视诊内容

1.观察瞳孔：大小、形状、双侧瞳孔是否对称。（每项0.8分，共2.4分）

2.观察巩膜：有无黄染。（0.8分）

三、眼球运动检查（须报告检查结果）（2分）

（一）检查方法正确

1.考生手执目标物（如棉签或示指尖），置于被检者眼前30~40cm处。（0.5分）

2.告知被检者头部不要转动，眼球随目标物方向移动。（0.5分）

（二）检查顺序正确

目标物按左、左上、左下，右、右上、右下6个方向的顺序进行移动，观察被检者眼球运动情况。（0.5分）

（三）报告检查结果正确

双眼眼球运动是否正常。（0.5分）

四、瞳孔对光反射检查（须报告检查结果）（4分）

（一）直接对光反射检查方法正确

1.用手电筒自外向内移动照射被检者一侧瞳孔，观察该侧瞳孔变化。（0.5分）

2.快速移开光源后再次观察该侧瞳孔变化。（0.5分）

3.用上述方法检查另一侧瞳孔。（0.5分）

（二）间接对光反射检查方法正确

1.手或遮挡物在被检者鼻梁处遮挡光线，用手电筒自外向内移动照射一侧瞳孔，观察对侧瞳孔变化。（0.5分）

2.快速移开光源后再次观察对侧瞳孔变化。（0.5分）

3.用上述方法检查另一侧瞳孔。（0.5分）

（三）报告检查结果正确

被检者双侧瞳孔对光反射灵敏、迟钝或消失。（1分）

五、眼集合反射检查（须报告正常表现）（4分）

（一）检查方法正确

嘱被检者注视距离1m以外的目标（通常是考生的示指尖），然后将目标逐渐移近至距离眼球约5~10cm处，观察眼球活动及瞳孔变化。（2分）

（二）报告正常表现正确

随目标移近，正常人表现为眼球内聚，瞳孔缩小。（2分）

六、扁桃体检查（须口述检查内容）（4分）

（一）检查方法正确

1.告知被检者取坐位，头略后仰，嘱其口张大并发长"啊"音。（0.5分）

2.此时考生用压舌板在被检者舌前2/3与后1/3交界处迅速下压。（1分）

3.在光照的配合下观察扁桃体。（0.5分）

（二）检查内容叙述正确

1.观察有无红肿。（0.5分）

2.观察肿大的程度。（0.5分）

3.观察有无分泌物及其颜色、性状。（0.5分）

4.观察有无苔片状假膜。（0.5分）

七、甲状腺检查（须口述视诊内容和报告检查结果。触诊检查时，前面触诊和后面触诊可任选其一或按要求进行）（6分）

（一）视诊正确（口述）

观察甲状腺大小及是否对称。（1分）

（二）触诊方法正确

1.甲状腺侧叶触诊（前面触诊和后面触诊任选其一）

（1）前面触诊：告知被检者取坐位，考生面对被检者，一手拇指施压于一侧甲状软骨，将气管推向对侧（1分）；另一手示、中指在对侧胸锁乳突肌后缘向前推挤甲状腺，拇指在胸锁乳突肌前缘触诊（1分）；嘱被检者做吞咽动作，并随吞咽动作，重复检查。用同样方法检查另一侧甲状腺（1分）。

（2）后面触诊：告知被检者取坐位，考生站在其后，一手示、中指施压于一侧甲状软骨，将气管推向对侧（1分）；另一手拇指在对侧胸锁乳突肌后缘向前推挤甲状腺，示、中指在其前缘触诊甲状腺（1分）；检查过程中，嘱被检者做吞咽动作，并随吞咽动作，重复检查。用同样方法检查另一侧甲状腺（1分）。

2.甲状腺峡部触诊

考生面对被检者用拇指或站在被检者后面用示指，自胸骨上切迹向上触诊气管前甲状腺组织，嘱被检者做吞咽动作，重复检查。（1分）

（三）听诊方法正确

考生将听诊器体件放于甲状腺部位听诊，两侧均须检查。（0.5分）

（四）报告检查结果正确

甲状腺是否肿大，有无结节、震颤，听诊有无杂音。（0.5分）

八、气管位置检查（须报告检查结果）（2分）

（一）考生站位正确，告知被检者体位、姿势正确

告知被检者取坐位或仰卧位，颈部处于自然直立状态，考生位于被检者前面或右侧。（0.5分）

（二）检查方法正确

考生将一手示指与环指分别置于被检者两侧胸锁关节上，然后将中指置于气管之上，观察中指是否在示指与环指中间（或以中指置于气管与两侧胸锁乳突肌之间的间隙，根据两侧间隙是否等宽来判断气管有无偏移）。（1分）

（三）报告检查结果正确

气管位置有无偏移，有偏移时须报告偏移方向（正常人气管位置居中）。（0.5分）

九、颈静脉检查（仰卧位）（须报告检查结果）（3分）

（一）考生站位正确，告知被检者体位、姿势正确

考生位于被检者前面或右侧，告知被检者取坐位或仰卧位，颈部处于自然直立状态。（0.5分）

（二）颈静脉检查方法正确（仰卧位），报告检查结果正确

1.视诊（口述并报告结果）：有无充盈和怒张。（1分）

2.触诊：有无颈静脉搏动。（0.5分）

3.听诊：有无颈静脉杂音。（1分）

十、颈动脉检查（须报告检查结果）（3分）

（一）考生站位正确，告知被检者体位、姿势正确

考生位于被检者前面或右侧，告知被检者取坐位或仰卧位，颈部处于自然直立状态。（0.5分）

（二）检查方法正确

1.考生用右手示指与中指于颈动脉处触诊。（1分）

2.用听诊器听诊颈动脉血管杂音。（1分）

（三）报告检查结果正确

是否触及颈动脉搏动，有无增强或减弱；是否闻及血管杂音。（0.5分）

第三部分　胸部检查

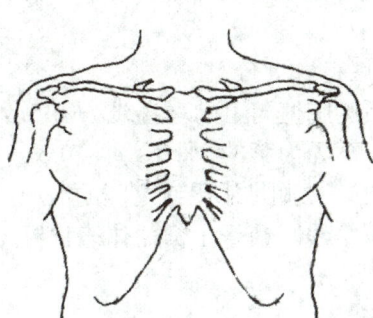

胸部体表标志正面观图　　　　　胸部体表标志背面观图

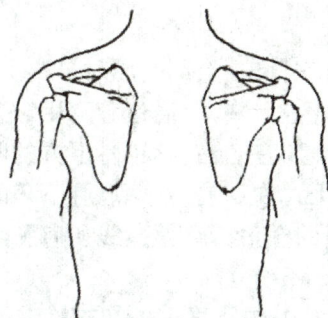

一、指出胸骨角、前正中线、腋前线、腋窝、肩胛上区的体表位置（须边指示边描述体表位置）（5分）

（一）考生站位正确，告知被检者体位正确

告知被检者取坐位或站位，充分暴露前胸和背部，考生位于被检者右侧。（0.5分）

（二）视诊检查时指示并描述体表位置正确（指示正确、描述不正确得一半分；指示不正确不得分）

1.胸骨角：胸骨柄与胸骨体的连接向前突起处，其两侧分别与左、右第2肋软骨相连接。（1分）

2.前正中线（即胸骨中线）：通过胸骨正中的垂直线。其上端位于胸骨柄上缘的中点，向下通过剑突中央的垂直线。（0.5分）

3.腋前线（左、右）：通过腋窝前皱襞，沿前侧胸壁向下的垂直线。（1分）

4.腋窝（左、右）：上肢内侧与胸壁相连的凹陷部。（1分）

5.肩胛上区（左、右）：肩胛冈以上的区域，其外上界为斜方肌的上缘。（1分）

二、指出肩胛下角、胸骨上窝、锁骨中线、腋中线、肩胛间区的体表位置（须边指示边描述体表位置）（5分）

（一）考生站位正确，告知被检者体位正确

告知被检者取坐位或站位，充分暴露前胸和背部，考生位于被检者右侧。（0.5分）

（二）视诊检查时指示并描述体表位置正确（指示正确、描述不正确得一半分；指示不正确不得分）

1.肩胛下角（左、右）：肩胛骨的最下端。（1分）

2.胸骨上窝：胸骨柄上方的凹陷部。（0.5分）

3.锁骨中线（左、右）：通过锁骨的胸骨端和肩峰端两者中点的垂直线，即通过锁骨中点向下的垂直线。（1分）

4.腋中线（左、右）：通过腋窝顶点，沿侧胸壁向下的垂直线。（1分）

5.肩胛间区（左、右）：两肩胛骨内缘之间的区域。（1分）

三、指出第7颈椎棘突、腋后线、锁骨下窝、肩胛下区的体表位置（须边指示边描述体表位置）（4分）

（一）考生站位正确，告知被检者体位正确

告知被检者取坐位或站位，充分暴露前胸和颈背部，考生位于被检者右侧。（1分）

（二）视诊检查时指示并描述体表位置正确（指示正确、描述不正确得一半分；指示不正确不得分）

1.第7颈椎棘突：头部前屈时最突出的颈椎棘突。（1分）

2.腋后线（左、右）：通过腋窝后皱襞，沿后侧胸壁向下的垂直线。（0.5分）

3.锁骨下窝（左、右）：锁骨下方的凹陷部，下界为第3肋骨下缘。（0.5分）

4.肩胛下区（左、右）：两肩胛下角的连线与第12胸椎水平线之间的区域。（1分）

四、指出肋脊角、胸骨旁线、肩胛线、后正中线、锁骨上窝的体表位置（须边指示边描述体表位置）（5分）

（一）考生站位正确，告知被检者体位正确

告知被检者取坐位或站位，充分暴露前胸和腰背部，考生位于被检者右侧。（0.5分）

（二）视诊检查时指示并描述体表位置正确（指示正确、描述不正确得一半分；指示不正确不得分）

1.肋脊角（左、右）：第12肋骨与脊柱构成的夹角。（1分）

2.胸骨旁线（左、右）：通过胸骨线和锁骨中线中间的垂直线。（1分）

3.肩胛线（左、右）：双臂自然下垂时通过肩胛下角与后正中线平行的垂直线。（0.5分）

4.后正中线：通过椎骨棘突或沿脊柱正中下行的垂直线。（0.7分）

5.锁骨上窝（左、右）：锁骨上方的凹陷部。（0.8分）

五、胸壁视诊检查（须口述检查内容）（2分）

（一）考生站位正确，告知被检者体位正确

告知被检者取坐位或仰卧位，充分暴露前胸和后背，考生位于被检者前面或右侧。（0.5分）

（二）检查内容正确

1.观察胸壁有无皮疹、瘢痕、蜘蛛痣。（1分）

2.观察胸壁静脉有无充盈、曲张。（0.5分）

六、乳房视诊检查（使用女性胸部模具，须口述检查内容）（4分）

（一）考生站位正确，告知被检者体位正确

摆放模具呈坐位或仰卧位，充分暴露前胸部，考生位于其前面或右侧。（0.5分）

（二）检查内容正确

1.两侧乳房是否对称。（0.5分）

2.皮肤有无发红、溃疡。（0.5分）

3.有无橘皮样改变等。（0.5分）

4.乳头的位置、大小、对称性。（1分）

5.乳头有无内陷。（0.5分）

6.乳头有无分泌物。（0.5分）

七、乳房触诊检查（使用女性胸部模具，须报告检查结果）（6分）

（一）考生站位正确，告知被检者体位正确

摆放模具呈坐位或仰卧位，充分暴露前胸部，考生位于其前面或右侧。（0.5分）

（二）检查方法正确

1.双侧乳房触诊先由健侧开始，后检查患侧。（0.5分）

2.检查左侧乳房时由外上象限开始，沿顺时针方向由浅入深触诊，直至4个象限检查完毕。（1分）

3.考生的右手指和手掌平置于左乳房上，用手指指腹轻施压力，以旋转或来回滑动的方式进行触诊。（1分）

4.最后触诊乳头。（1分）

5.检查右侧乳房也从外上象限开始，左手以同样手法，沿逆时针方向进行触诊。（1分）

（三）报告检查结果正确

1.双侧乳房有无包块及其大小、位置、硬度、活动度、压痛，乳房硬度和弹性，有无触

（压）痛。（0.5分）

2.乳头有无触痛，有无硬结，弹性是否消失，有无异常分泌物。（0.5分）

八、呼吸运动检查（呼吸运动类型、呼吸频率、呼吸节律，须报告检查结果）（4分）

（一）考生站位正确，告知被检者体位正确

告知被检者取坐位或仰卧位，充分暴露前胸部，考生位于被检者前面或右侧。（1分）

（二）视诊检查正确

1.呼吸运动类型：正常成年男性和儿童以腹式呼吸为主，成年女性以胸式呼吸为主。（0.5分）

2.呼吸频率

（1）观察胸部起伏，计数呼吸次数，观察时间至少30秒。（0.5分）

（2）观察呼吸深度的变化。（0.5分）

3.呼吸节律：节律是否均匀、整齐。（0.5分）

（三）报告检查结果正确

被检者为腹（胸）式呼吸，呼吸频率为多少次/分（考生报告实测次数），呼吸深浅度，呼吸节律是否规整。（1分）

九、胸廓扩张度（前）检查（须报告检查结果）（2分）

（一）考生站位正确，告知被检者体位正确

告知被检者取坐位或仰卧位，充分暴露前胸部，考生位于被检者前面或右侧。（0.5分）

（二）检查方法正确

1.考生双手放在被检者胸廓前侧部，双拇指分别沿两侧肋缘指向剑突，拇指尖在前正中线两侧对称部位，手掌和伸展的手指置于前侧胸壁。（0.5分）

2.嘱被检者做深呼吸运动，观察比较两手的动度是否一致。（0.5分）

（三）报告检查结果正确

（正常人）两侧胸廓扩张度一致。（0.5分）

十、语音震颤检查（须报告检查结果）（2分）

（一）考生站位正确，告知被检者体位正确

告知被检者取坐位或仰卧位，充分暴露前胸和背部，考生位于被检者前面或右侧。（0.5分）

（二）检查方法正确

1.考生双手掌或手尺侧缘（小鱼际）平放于被检者前、后胸壁两侧的对称部位，嘱被检者发同等强度的"yi"长音。（0.5分）

2.自上而下，由内到外，双手交换，反复比较左、右两侧对应部位语音震颤的异同。（0.5分）

（三）报告检查结果正确

语音震颤有无增强或减弱。（0.5分）

十一、胸膜摩擦感检查（须报告检查结果）（2分）

（一）考生站位正确，告知被检者体位正确

告知被检者取坐位或仰卧位，充分暴露前胸部，考生位于被检者前面或右侧。（0.5分）

（二）检查方法正确

1.考生将手掌平放于被检者左、右两侧前下胸部，嘱被检者深慢呼吸，注意吸气相和呼气相时有无如皮革互相摩擦的感觉，重复前述检查。（0.5分）

2.嘱被检者屏住呼吸，注意胸部有无摩擦感。（0.5分）

（三）报告检查结果正确

有无触及胸膜摩擦感。（0.5分）

十二、胸（肺）部间接叩诊检查（须报告检查结果）（8分）

（一）考生站位正确，告知被检者体位正确

告知被检者取坐位或仰卧位，充分暴露前胸部和背部，考生位于被检者前面或右侧。（0.5分）

（二）检查方法正确

1.间接叩诊法

（1）考生将左手中指第2指节紧贴于叩诊部位，其他手指稍抬起，勿与体表接触。（0.5分）

（2）右手手指自然弯曲，用中指指端叩击左手中指末端指关节处或第2节指骨的远端。（0.5分）

（3）叩击方向应与叩诊部位的体表垂直，叩诊时应以腕关节与掌指关节的活动为主，叩击动作要灵活、短促、富有弹性，叩击后右手中指应立即抬起。（0.5分）

（4）同一部位可连续叩击2~3下。（1分）

（5）板指平贴肋间隙，与肋骨平行，逐个肋间进行叩诊。（0.5分）

（6）叩诊肩胛间区时，板指应与脊柱平行。（0.5分）

2.胸（肺）部叩诊顺序

（1）叩诊由锁骨上窝开始，沿锁骨中线、腋前线自第1肋间隙从上至下逐一肋间进行叩诊。（0.5分）

（2）先检查前胸，其次检查侧胸，最后为背部。背部叩诊时，叩诊肩胛间区、肩胛下区。（1分）

（3）叩诊时应左右、上下、内外进行对比。（1分）

（三）报告检查结果正确

正常胸（肺）部叩诊为清音。（1分）

十三、肺下界叩诊检查（须报告检查结果）（8分）

（一）考生站位正确，告知被检者体位正确

告知被检者取坐位（双手自然下垂）或仰卧位，充分暴露前胸部和背部，考生位于被检者前面或右侧。（0.5分）

（二）检查方法正确

1.间接叩诊法

（1）考生将左手中指第2指节紧贴于叩诊部位，其他手指稍抬起，勿与体表接触。（0.5分）

（2）右手手指自然弯曲，用中指指端叩击左手中指末端指关节处或第2节指骨的远端。

（0.5分）

（3）叩击方向应与叩诊部位的体表垂直，叩诊时应以腕关节与掌指关节的活动为主，叩击动作要灵活、短促、富有弹性，叩击后右手中指应立即抬起。（1分）

（4）同一部位可连续叩击2~3下。（1分）

2.肺下界叩诊检查方法及位置

（1）告知被检者均匀呼吸，板指平贴肋间隙，与肋骨平行，分别沿右锁骨中线，左、右腋中线和左、右肩胛线进行叩诊。（1分）

（2）自上而下（右锁骨中线从第2肋间，左、右腋中线从腋窝顶部，左、右肩胛线从肩胛下角开始），逐个肋间进行叩诊。（1分）

（3）叩诊音由清音变为浊音时为肺下界。（0.5分）

（三）报告检查结果正确

告知被检者肺下界的位置（正常人肺下界在右锁骨中线第6肋间隙，左、右腋中线上第8肋间隙，左、右肩胛线上第10肋间隙）。（2分）

十四、右肺下界移动度检查（仅在右肩胛线上叩诊，须报告检查结果）（8分）

（一）考生站位正确，告知被检者体位正确

告知被检者取坐位（双手自然下垂），充分暴露背部，考生位于被检者后面。（0.5分）

（二）检查方法正确

1.间接叩诊法

（1）考生将左手中指第2指节紧贴于叩诊部位，其他手指稍抬起，勿与体表接触。（0.5分）

（2）右手手指自然弯曲，用中指指端叩击左手中指末端指关节处或第2节指骨的远端。（0.5分）

（3）叩击方向应与即诊部位的体表垂直，叩诊时应以腕关节与掌指关节的活动为主，叩击动作要灵活、短促、富有弹性，叩击后右手中指应立即抬起。（1分）

（4）同一部位可连续叩击2~3下。（1分）

2.右肺下界移动度检查方法

（1）先于平静呼吸时在右肩胛线上叩出肺下界。（1分）

（2）然后嘱被检者深吸气后屏气，同时向下叩诊，在清音变为浊音时做一标记。（1分）

（3）当被检者恢复平静呼吸时，再嘱其深呼气后屏气，自上（肩胛下角处）而下叩诊，至清音变为浊音时做一标记（也可由下而上叩诊）。（1分）

（4）测量两标记之间的距离，即为右肺下界移动度。（0.5分）

（三）报告检查结果正确

告知被检者右肺下界移动度（正常人为6~8cm）。（1分）

十五、肺部听诊检查（须报告检查结果）（6分）

（一）考生站位正确，告知被检者体位正确

告知被检者取坐位或仰卧位，充分暴露前胸部和背部，考生位于被检者前面或右侧。（0.5分）

（二）检查内容和方法正确

1.呼吸音及啰音检查

（1）考生用听诊器体件置于胸壁，要求被检者均匀而平静地呼吸，必要时嘱被检者深呼

吸、屏气或咳嗽。（0.5分）

（2）听诊顺序：由肺尖开始，自上而下，由前胸、侧胸到背部。（1分）

（3）左右两侧对称部位进行比较。（0.5分）

（4）每处至少听1~2个呼吸周期。（0.5分）

2.语音共振检查

（1）嘱被检者用一般声音强度重复发"yi"长音。（0.5分）

（2）考生用听诊器体件置于被检者前、后胸壁，由上而下、左右两侧对称部位对比听诊。（0.5分）

3.胸膜摩擦音检查

（1）考生将听诊器体件分别置于被检者两侧前下胸部进行听诊。（0.5分）

（2）嘱被检者深呼吸，注意吸气相和呼气相有无胸膜摩擦的声音；嘱被检者屏气，听诊摩擦音是否消失。（0.5分）

（三）报告检查结果正确

双肺呼吸音是否清晰，有无增强或减弱，有无异常呼吸音，有无啰音，有无胸膜摩擦音，语音共振有无增强或减弱。（1分）

十六、语音共振检查（须报告检查结果）（2分）

（一）考生站位正确，告知被检者体位正确

告知被检者取坐位，充分暴露前胸部和背部，考生位于被检者前面，前胸部检查完毕后嘱被检者背向考生。（0.5分）

（二）检查方法正确

1.嘱被检者用一般声音强度重复发"yi"长音。（0.5分）

2.考生用听诊器体件在被检者前、后胸壁自上而下、左右两侧对称部位对比听诊。（0.5分）

（三）报告检查结果正确

语音共振有无增强或减弱。（0.5分）

十七、胸膜摩擦音检查（须报告检查结果）（2分）

（一）考生站位正确，告知被检者体位正确

告知被检者取坐位或仰卧位，充分暴露前胸部，考生位于被检者前面或右侧。（0.5分）

（二）检查方法正确

1.考生将听诊器体件分别置于被检者两侧前下胸部进行听诊。（0.5分）

2.嘱被检者深呼吸，注意吸气相和呼气相有无胸膜摩擦的声音；嘱被检者屏气，听诊摩擦音是否消失。（0.5分）

（三）报告检查结果正确

有无胸膜摩擦音。（0.5分）

十八、心前区视诊（仰卧位）检查（须口述检查内容）（2分）

（一）考生站位正确，告知被检者体位正确

告知被检者取仰卧位，充分暴露前胸部，考生位于被检者右侧。（0.5分）

（二）检查内容和方法正确

1.考生视线与胸廓同高，观察被检者心前区有无隆起或凹陷。（0.5分）

2.再俯视观察心前区有无异常搏动。（0.5分）

3.观察心尖搏动的位置、强度与范围。（0.5分）

十九、心脏触诊检查（须口述检查内容，报告检查结果）（6分）

（一）考生站位正确，告知被检者体位正确

告知被检者取坐位或仰卧位，充分暴露前胸部，考生位于被检者前面或右侧。（0.5分）

（二）检查内容和方法正确

1.心尖搏动及心前区搏动检查

（1）考生用右手全手掌置于心前区。（0.5分）

（2）用示指、中指指腹并拢触诊心尖搏动。（1分）

2.震颤检查

（1）用手掌尺侧（小鱼际）在各瓣膜听诊区触诊。（0.5分）

（2）用手掌尺侧（小鱼际）在胸骨左缘第2、3、4肋间触诊。（1.5分）

3.心包摩擦感检查

（1）在心前区或胸骨左缘第3、4肋间用小鱼际或并拢四指的掌面触诊。嘱被检者屏住呼吸，检查心包摩擦感有无变化。（0.5分）

（2）若被检者取卧位，检查时应请被检者改为坐位前倾，检查摩擦感是否增强。（0.5分）

（三）报告检查结果正确

1.心尖搏动的具体位置（正常成人心尖搏动位于第5肋间，左锁骨中线内侧0.5~1.0cm），有无增强或减弱；（0.5分）

2.心前区有无异常搏动，有无触及震颤和心包摩擦感。（0.5分）

二十、心脏叩诊检查（要求叩出被检者心脏相对浊音界，并做标记及测量，报告检查结果）（6分）

（一）考生站位正确，告知被检者体位正确

告知被检者取坐位或仰卧位，充分暴露前胸部，考生位于被检者前面或右侧。（0.5分）

（二）检查方法正确

1.心脏相对浊音界叩诊方法

（1）被检者坐位时，考生板指可与肋间垂直，与心缘平行；被检者仰卧位时，考生板指与肋间平行（两种体位检查任选一种）。（0.5分）

（2）采取轻叩诊法，注意叩诊的力度要适中和均匀，板指每次移动的距离不宜过大。（0.5分）

（3）在叩诊音由清音变为浊音时做标记，为心脏的相对浊音界。（0.5分）

2.叩诊顺序

（1）左侧从心尖搏动最强点所在肋间的外侧2~3cm处开始叩诊，心尖搏动不能触及时，则从左侧第5肋间锁骨中线外2~3cm处开始，其余各肋间从锁骨中线开始，逐一肋间向上叩诊，直至第2肋间。（0.5分）

（2）右侧先叩出肝上界。（0.5分）

（3）再从肝上界的上一肋间开始，向上叩至第2肋间。（0.5分）

（4）叩诊顺序：先左后右，由外向内，自下而上。（0.5分）

（三）测量方法正确

1.测量胸骨中线至心脏相对浊音界界线（各肋间）的垂直距离。（0.5分）

2.测量胸骨中线与左锁骨中线的距离。（0.5分）

（四）报告检查结果正确

报告实际测量结果，判断心脏相对浊音界是否正常。（1分）

正常成人心脏相对浊音界

右界（cm）	肋间	左界（cm）
2~3	II	2~3
2~3	III	3.5~4.5
3~4	IV	5~6
	V	7~9

（左锁骨中线距胸骨中线的距离为8~10cm）

二十一、心脏听诊检查（须指出听诊部位和名称，报告检查结果）（6分）

（一）考生站位正确，告知被检者体位正确

告知被检者取坐位或仰卧位，充分暴露前胸部，考生位于被检者前面或右侧。（0.5分）

（二）听诊部位、听诊顺序、时间及内容正确

1.心脏瓣膜听诊区及心包摩擦音听诊部位

心脏瓣膜听诊区为5个：

（1）二尖瓣区（心尖区）位于心尖搏动最强点。（0.5分）

（2）肺动脉瓣区位于胸骨左缘第2肋间。（0.5分）

（3）主动脉瓣区位于胸骨右缘第2肋间；主动脉瓣第二听诊区位于胸骨左缘第3肋间。（0.5分）

（4）三尖瓣区位于胸骨左缘第4、5肋间。（0.5分）

心包摩擦音听诊部位在心前区或胸骨左缘第3、4肋间。（0.5分）

2.心脏瓣膜听诊区听诊顺序和时间

（1）通常按逆时针方向依次听诊：心尖区（二尖瓣区）→肺动脉瓣区→主动脉瓣区→主动脉瓣第二听诊区→三尖瓣区。（0.5分）

（2）心尖区听诊时间不少于30秒。若有心律不齐时，听诊时间不少于1分钟。（0.5分）

（三）报告检查结果

1.每分钟实测心率次数，以多少次/分表示。（0.5分）

2.心律是否整齐。（0.5分）

3.心音有无异常，有无额外心音。（0.5分）

4.有无心脏杂音和心包摩擦音。（0.5分）

第四部分　腹部检查

一、腹部体表标志及四区分法（须边指示边描述体表位置）（6分）

（一）考生站位正确，告知被检者体位正确

告知被检者取仰卧位，暴露腹部，考生位于被检者右侧。（0.5分）

（二）指示并描述体表位置正确（指示正确、描述不正确得一半分；指示不正确不得分）

1.肋弓下缘：由第8~10肋软骨连接形成的肋缘和第11、12浮肋构成。（0.5分）

2.腹上角：两侧肋弓至剑突根部的交角。（0.5分）

3.腹中线：胸骨中线（前正中线）的延续。（0.5分）

4.腹直肌外缘：腹直肌体表投影的外侧界限，相当于锁骨中线的延续。（0.5分）

5.髂前上棘：髂嵴前方凸出点。（0.5分）

6.腹股沟韧带：腹部体表的下界，常是腹股沟疝的通过部位和所在。（0.5分）

7.脐：位于腹部中心。（0.5分）

（三）腹部四区分法描述正确

1.通过脐划一水平线与一垂直线，两线相交将腹部分为四区。（1分）

2.腹部四区名称：

（1）左上腹部和右上腹部。（0.5分）

（2）左下腹部和右下腹部。（0.5分）

九区分法：是由两条水平线和两条垂直线将腹部分为井字形九区，上水平线为两侧肋弓下缘连线，下水平线为两侧髂前上棘连线，两条垂直线通过左、右髂前上棘至腹中线连线的中点。四线相交将腹部分为左、右季肋部，左、右腰部，左、右髂部及上腹部、中腹部和下腹部9个区域。

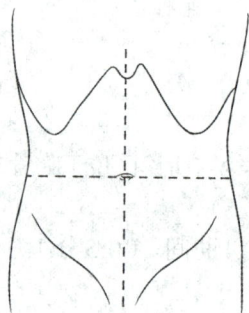
四区分法

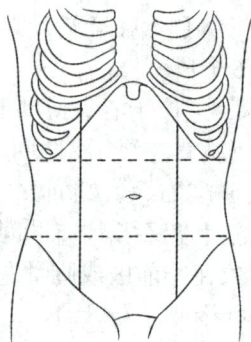
九区分法

二、测腹围（须报告测量结果）（2分）

（一）考生站位正确，告知被检者体位正确

告知被检者排尿后取仰卧位，考生位于被检者右侧。（1分）

（二）测量方法正确

考生用软尺经脐绕腹一周，测得的周长即为腹围（脐周腹围）。（0.5分）

（三）报告测量结果正确

报告测得的腹围值，以厘米表示。（0.5分）

三、辨别腹壁曲张静脉的血流方向（可用被检者手背静脉替代）（4分）

（一）考生站位正确，告知被检者体位、姿势正确

告知被检者取仰卧位，暴露腹部，腹部放松，双腿屈曲，考生位于被检者右侧。（0.5分）

（二）检查方法正确

1.考生将示指和中指并拢放在曲张的腹壁（或手背）静脉上，一只手指紧压静脉不动，另

一手指紧压静脉向外滑动，挤出该段静脉内血液；（0.5分）

2.至一定距离（2~3cm）后放松该手指，看静脉是否充盈；（0.5分）

3.如迅速充盈，则血流方向是从放松的一端流向紧压手指的一端；（1分）

4.再用同法放松另一手指，观察静脉充盈速度；（0.5分）

5.若无明显充盈，则确定上述血流方向判断。（1分）

四、腹壁紧张度和腹部压痛、反跳痛检查（须报告检查结果）（6分）

（一）考生站位正确，告知被检者体位、姿势正确

1.告知被检者取仰卧位，暴露腹部，腹部放松，双腿屈曲，考生位于被检者右侧；（0.5分）

2.询问被检者有无腹痛及其腹痛部位。（0.5分）

（二）检查方法正确

1.腹壁紧张度

（1）考生先将右手全手掌放于被检者腹壁上，让被检者适应片刻，此时可感受被检者腹壁紧张程度，然后以轻柔动作开始触诊；（0.5分）

（2）检查完一个区域后，考生的手应抬起并离开腹壁，再以上述手法检查下一区域；（0.5分）

（3）一般先从左下腹开始，逆时针方向进行触诊，最后检查病痛部位。（0.5分）

2.腹部压痛、反跳痛

（1）考生先将右手全手掌放于被检者腹壁上，让被检者适应片刻，然后用手指指腹按压于腹壁，观察被检者有无疼痛反应；（1分）

（2）当出现疼痛时，手指在原处停留片刻；（1分）

（3）然后迅速将手指抬起，观察被检者疼痛有无骤然加重。（1分）

（三）报告检查结果正确

有无腹壁紧张和腹部压痛、反跳痛（正常人腹软，无腹部压痛和反跳痛）。（0.5分）

五、右肋下肝脏触诊检查（单、双手触诊，须报告检查结果和肝可触及时须描述的内容）（8分）

（一）考生站位正确，告知被检者体位、姿势正确

告知被检者取仰卧位，暴露腹部，腹部放松，双腿屈曲，考生位于被检者右侧。（1.2分）

（二）检查方法正确

1.单手触诊

（1）考生将右手手指并拢，示指和中指末端与肋缘大致平行，置于被检者右侧腹部平脐处，用示、中指末端桡侧进行触诊；（1.2分）

（2）嘱被检者做腹式呼吸，当被检者呼气时，手指压向腹深部；（0.8分）

（3）当被检者吸气时，手指向前上迎触下移的肝下缘；（0.8分）

（4）如此反复进行，并逐渐向肋缘方向滑动，直至触及肝下缘或右肋缘。分别在右锁骨中线和前正中线上进行触诊（1.6分）

2.双手触诊

（1）考生右手位置同单手触诊；（0.4分）

（2）左手放在被检者右背部第12肋与髂嵴之间，脊柱旁肌肉的外侧，拇指张开置于季肋部，触诊时左手向上推；（0.8分）

（3）右手触诊方法同单手触诊。（0.4分）

（三）报告检查结果和肝可触及时须描述的内容

1.肝脏肋缘下是否触及。（0.4分）

2.若触及应描述：大小、质地、边缘和表面状态，有无压痛、搏动、肝区摩擦感、肝震颤。（每报告一项得0.1分，满分0.4分）

峰哥提示

> 以示指的桡侧接触肝脏；不要把横结肠、腹直肌和肾脏误认为肝脏；手指上抬速度要慢于吸气速度。触到肝脏后要注意其大小、硬度、表面情况、压痛、边缘情况、搏动、摩擦感、震颤等。肝脏质地一般分为三级，即质软（如触口唇）、质韧（如触鼻尖）和质硬（如触前额）。

肝肿大的测量：

1.测量右锁骨中线上，肝上界（肝相对浊音界）至下缘之间的距离。

2.测量右锁骨中线上，肝下缘距肋弓的距离。

3.测量前正中线上，剑突基底部至肝下缘的距离。

正常肝脏：肋缘下≤1cm，剑突下≤3~5cm，上下径9~11cm。

弥漫性增大见于肝炎、肝淤血、脂肪肝、早期肝硬化、白血病、血吸虫病等。

局限性增大见于肝脓肿、肝囊肿、肝肿瘤等。

六、脾脏触诊检查（双手触诊，须报告检查结果和脾可触及时须描述的内容）（8分）

（一）仰卧位触诊正确

1.考生站位正确，告知被检者体位、姿势正确

告知被检者取仰卧位，暴露腹部，腹部放松，双腿屈曲，考生位于被检者右侧。（1.2分）

2.检查方法正确

（1）考生左手掌置于被检者左腰部第9~11肋处，将其脾脏从后向前托起；（0.4分）

（2）右手掌平放于脐部；（0.4分）

（3）右手手指并拢，掌指关节伸直，与左侧肋缘大致呈垂直方向；（0.8分）

（4）从脐水平开始，配合被检者腹式呼吸，用示、中指末端桡侧迎触脾尖，直至触及脾缘或左肋缘。（0.8分）

（二）侧卧位触诊正确

1.告知被检者体位、姿势正确

告知被检者取右侧卧位，右下肢伸直，左下肢屈曲（或双下肢屈曲）。（1.2分）

2.检查方法正确

（1）考生左手掌置于被检者左腰部第9~11肋处，将其脾脏从腰背部向腹部托起；（0.4分）

（2）右手掌平放于脐部；（0.4分）

（3）右手手指并拢，掌指关节伸直，与左侧肋缘大致呈垂直方向；（0.8分）

（4）从脐水平开始，配合被检者腹式呼吸，用示、中指末端桡侧迎触脾尖，直至触及脾缘或左肋缘。（0.8分）

（三）报告检查结果和脾可触及时须描述的内容

1.脾脏肋缘下是否触及。（0.4分）

2.若触及应描述：大小、质地、边缘和表面状态，有无压痛及摩擦感。（每报告一项得0.1分，满分0.4分）

峰哥提示

触诊脾脏时，一般先用单手自左下腹向肋缘触摸，如不能摸到，可采用双手触诊。被检查者仰卧，检查者左手放在被检查者左下胸的后侧方肋缘以上部位，并稍用力向前方压迫脾脏。右手手指略向前弯，平放在左侧腹部腋前线内侧肋缘下，使示指和中指指尖连线平行于肋缘。嘱被检查者做深大的腹式呼吸，检查者的手随被检查者呼吸进行触诊（同肝脏触诊）。在吸气时可触到脾脏下缘提示脾大。如果估计被检查者脾脏肿大明显，开始检查部位应当下移。如果平卧位触不到，可让被检查者取右侧卧位进行触诊（右下肢伸直，左下肢屈曲，使腹壁放松）。检查方法同上。

脾肿大的测量：

1.第Ⅰ线测量：又称甲乙线。指左锁骨中线上，肋缘至脾脏下缘之间的距离。

2.第Ⅱ线测量：又称甲丙线。指左锁骨中线与肋缘交点至脾脏最远点之间的距离。

3.第Ⅲ线测量：又称丁戊线。指脾脏右缘与前正中线之间的距离。脾脏向右越过前正中线，测量为正值，反之为负值。

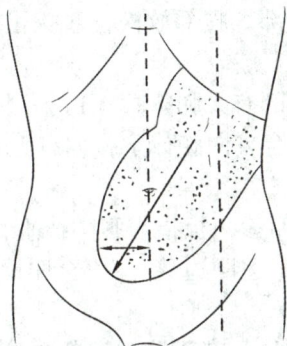

脾大的测量

正常人脾脏不能触及。脾明显肿大时，应记录第Ⅱ线和第Ⅲ线测量。

轻度肿大（肋下＜2cm）见于肝炎、伤寒、急性疟疾、粟粒型结核、败血症、感染性心内膜炎等；

中度肿大（不过脐）见于肝硬化、疟疾后遗症、系统性红斑狼疮、淋巴瘤、慢性淋巴细胞白血病等。

高度肿大（过脐或前正中线）见于慢性粒细胞白血病、骨髓纤维化、慢性疟疾、黑热病等。

七、麦氏点检查（须报告检查结果）（4分）

（一）考生站位正确，告知被检者体位、姿势正确

告知被检者取仰卧位，暴露腹部，腹部放松，双腿屈曲，考生位于被检者右侧（1分）

（二）检查方法正确

1.用右手平压在脐与右髂前上棘连线的中外1/3交界处，观察被检者的表情，并了解有无

疼痛；（1分）

2.用并拢的2~3个手指（示、中、环指）压于原处稍停片刻，然后迅速抬起，了解有无疼痛或疼痛是否骤然加重；（1.5分）

（三）报告检查结果正确

麦氏点有无压痛及反跳痛。（0.5分）

八、Murphy 征检查（须报告检查结果和阳性体征）（4分）

（一）考生站位正确，告知被检者体位、姿势正确

告知被检者取仰卧位，暴露腹部，腹部放松，双腿屈曲，考生位于被检者右侧。（0.5分）

（二）检查方法正确

1.考生左手掌平放于被检者右胸下部，拇指指腹勾压于腹直肌外缘和肋缘交界处或右锁骨中线与肋缘交界处（胆囊点）；（1分）

2.告知被检者缓慢做深吸气；（1分）

3.若被检者突然出现胆囊点剧烈触痛和因疼痛而屏住呼吸为 Murphy 征阳性。（1分）

（三）报告检查结果正确

Murphy 征阳性或阴性（正常人 Murphy 征阴性）。（0.5分）

九、膀胱检查（须口述检查内容）（4分）

（一）考生站位正确，告知被检者体位、姿势正确

告知被检者取仰卧位，暴露腹部，腹部放松，双腿屈曲，考生位于被检者右侧。（0.5分）

（二）检查方法和内容正确

1.视诊　耻骨联合上方或下腹部有无膨隆；（1分）

2.触诊　右手自脐部向耻骨联合方向触诊下腹部有无饱满感或包块；（1分）

3.叩诊（重点考察）

（1）自脐部开始，沿中线向下叩诊，板指与腹中线垂直；（0.5分）

（2）逐渐向耻骨联合方向移动（边叩边移），直至叩诊音由鼓音转为浊音，即可能为充盈膀胱之上界。（1分）

十、腹部包块检查（假定包块位于左下腹，深部触诊法，须报告触及腹部包块时需要描述的内容）（3分）

（一）考生站位正确，告知被检者体位、姿势正确

告知被检者取仰卧位，暴露腹部，腹部放松，双腿屈曲，考生位于被检者右侧。（0.6分）

（二）检查方法正确

1.考生右手手指并拢触诊；（0.4分）

2.将被检者腹壁下压至少2cm，以了解包块情况，然后将指端逐渐触向包块；（0.6分）

3.进行滑动触诊，滑动方向应与包块长轴垂直。（0.8分）

4.若触及腹部包块应描述：部位、大小、形态、质地、移动度和有无压痛、搏动等。（每项0.1分，共0.6分）

十一、腹部液波震颤触诊检查（须报告检查结果和阳性表现）（4分）

（一）考生站位正确，告知被检者体位、姿势正确

告知被检者取仰卧位，暴露腹部，腹部放松，双腿屈曲，考生位于被检者右侧。（0.5分）

（二）检查方法正确

1.考生将一手掌面贴于被检者一侧腹壁，另一手四指并拢稍屈曲，用指端叩击对侧腹壁（或以指端冲击式触诊）；（1分）

2.如腹腔内有大量液体存在，则贴于腹壁的手掌有被液体波动冲击的感觉；（1分）

3.为防止腹壁本身的震动传至对侧，应请另一人（可以是被检者）用手掌尺侧缘压于脐部腹中线上协助检查。（1分）

（三）报告检查结果正确

是否存在腹部液波震颤（正常人腹部液波震颤阴性）。（0.5分）

十二、振水音检查（须报告检查结果）（4分）

（一）考生站位正确，告知被检者体位、姿势正确

告知被检者取仰卧位，暴露腹部，腹部放松、双腿屈曲，考生位于被检者右侧。（0.5分）

（二）检查方法正确

1.考生以耳凑近被检者上腹部或将听诊器体件置于被检者上腹部；（1分）

2.右手四指并拢，于左上腹部（胃部）向下冲击振动；（1分）

3.听诊有无气、液相撞的声音。（1分）

（三）报告检查结果正确

是否闻及振水音（正常人空腹时不能闻及振水音）。（0.5分）

十三、肝脏上、下界叩诊和肝区叩击痛（须报告检查结果）（6分）

（一）考生站位正确，告知被检者体位、姿势正确

告知被检者取仰卧位，双下肢屈曲，暴露腹部和前胸部，考生位于被检查右侧。（0.5分）

（二）检查方法正确

1.肝上界

（1）考生先确定胸骨角的位置；（0.5分）

（2）然后从右侧第2肋间开始，沿右锁骨中线自上而下叩诊；（0.5分）

（3）叩诊音由清音变成浊音处为肝上界，并标记。（0.5分）

2.肝下界

（1）考生从腹部脐水平开始，沿右锁骨中线自下而上叩诊；（0.5分）

（2）叩诊音由鼓音变为浊音处为肝下界，并标记。（0.5分）

3.肝区叩击痛

（1）左手掌平放于被检者肝区，右手握空心拳，用适当力度叩击左手背；（0.5分）

（2）观察并询问被检者是否疼痛（0.5分）。

4.叩诊手法正确。测量肝脏上、下界距离。（0.5分）

（三）报告检查结果及正常情况正确

1.报告实测肝脏情况；（0.5分）

2.正常肝界为右锁骨中线上第5肋间至肋缘，肝区无叩击痛。（1分）

十四、腹部移动性浊音检查（须报告检查结果）（8分）

（一）考生站位正确，告知被检者体位、姿势正确

告知被检者取仰卧位，暴露腹部，腹部放松，双腿屈曲，考生位于被检者右侧。（1.6分）

（二）检查方法正确（任选其一）

1. 方法一

（1）考生自被检者腹中部脐水平向左侧腹部叩诊，直至出现浊音，左手板指不离开腹壁；（1.6分）

（2）请被检者右侧卧；（0.8分）

（3）于原处再继续叩诊，若叩诊音呈鼓音，则表明浊音移动；（0.8分）

（4）自该处继续向右侧腹部叩诊，直至再度出现浊音，此时左手板指固定不动；（0.8分）

（5）再请被检者左侧卧，在左手板指固定处再次叩诊，判断浊音是否转为鼓音，如呈鼓音，则为移动性浊音阳性。（1.6分）

2. 方法二

（1）考生自被检者腹中部脐水平向左侧腹部叩诊，直至出现浊音，左手板指不离开腹壁；（1.6分）

（2）请被检者右侧卧；（0.8分）

（3）于原处再继续叩诊，若叩诊音呈鼓音，则为移动性浊音阳性；（0.8分）

（4）请被检者恢复仰卧位；（0.8分）

（5）再从脐水平向右侧腹部叩诊，叩诊音由鼓音转为浊音时固定板指，嘱患者左侧卧，在左手板指固定处再次叩诊，判断浊音是否转为鼓音，如呈鼓音，则为移动性浊音阳性。（1.6分）

（三）报告检查结果正确

移动性浊音阳性或阴性（正常人移动性浊音为阴性）。（1分）

十五、肋脊角叩击痛检查（须报告检查结果）（4分）

（一）考生站位正确，告知被检者体位正确

告知被检者取坐位或侧卧位，暴露腰背部，考生位于被检者后面或右侧。（0.5分）

（二）检查方法正确

1. 肋脊角部位选择正确

选择第12肋与脊柱之间的夹角处。（1分）

2. 叩击方法正确

（1）考生左手掌平放在被检者肋脊角处，右手握拳，用由轻到中等的力量叩击左手背，每叩1~2下，停一停，反复2~3次，同时询问被检者感觉；（1分）

（2）两侧进行对比叩击。（1分）

（三）报告检查结果正确

肋脊角叩击痛阳性或阴性（正常人肋脊角叩击痛为阴性）。（0.5分）

十六、肠鸣音听诊（须报告检查结果）（2分）

（一）考生站位正确，告知被检者体位正确

告知被检者取仰卧位，暴露腹部，腹部放松，双腿屈曲，考生位于被检者右侧。（0.5分）

（二）检查方法正确

1. 考生将听诊器体件置于被检者右下腹或脐周；（0.5分）

2. 听诊时间不少于1分钟。（0.5分）

（三）报告检查结果正确

被检者肠鸣音是否存在和实测肠鸣音次数，以每分钟多少次表示（正常为4~5次/分），

判断肠鸣音是否活跃、亢进、减弱或消失。（0.5分）

肠鸣音异常情况：

1.活跃：每分钟可达10次以上，音调不特别高亢，见于急性胃肠炎、服用泻剂或胃肠道大出血；

2.亢进：次数多，肠鸣音响亮、高亢，甚至呈叮当声或金属音，见于机械性肠梗阻；

3.减弱：明显减少，数分钟一次，声音较弱，见于老年性便秘、腹膜炎、电解质紊乱（低血钾）、胃肠动力低下等；

4.消失：持续3~5分钟未听到，用手指轻叩或搔弹腹部仍未听到肠鸣音，见于急性腹膜炎或麻痹性肠梗阻。

十七、腹部血管杂音听诊（须报告检查结果）（4分）

（一）考生站位正确，告知被检者体位正确

告知被检者取仰卧位，暴露腹部，腹部放松，双腿屈曲，考生位于被检者右侧。（0.8分）

（二）检查方法正确

考生将听诊器体件分别置于被检者左、右上腹部、腹中部及下腹两侧进行听诊。（2分）

（三）报告检查结果正确

有无肾动脉、腹主动脉、髂动脉及静脉血管杂音（答出2项即可）。（1.2分）

第五部分　脊柱、四肢、关节、肛门检查

一、脊柱检查（须口述检查内容）（8分）

（一）考生站位正确，告知被检者体位正确

告知被检者取坐位或站立位，充分暴露躯干，考生位于被检者后面。（1分）

（二）检查内容和方法正确

1.脊柱弯曲度视诊检查

（1）观察脊柱生理弯曲是否存在；（0.5分）

（2）观察有无脊柱侧弯、病理性前凸和后凸畸形。（0.5分）

2.脊柱活动度检查

（1）颈椎活动度检查

①考生双手固定被检者双肩；（0.5分）

②嘱被检者作颈部前屈、后伸、左右侧屈、左右旋转运动，观察被检者颈椎活动度。（1.5分）

（2）腰椎活动度检查

①考生双手固定被检者骨盆；（0.5分）

②嘱被检者作腰部前屈、后伸、左右侧屈、左右旋转运动，观察被检者腰椎活动度。（1.5分）

3.脊柱压痛和叩击痛检查

（1）脊柱压痛检查

考生用右手拇指自上而下依次按压脊椎棘突和椎旁肌肉，发现压痛点时须重复检查确认。（1分）

（2）脊柱叩击痛检查（任选一种）

①直接叩击法：考生用中指或叩诊锤依次轻叩各个脊椎棘突，了解各部位有无疼痛；（0.5分）

②间接叩击法：考生将左手掌置于被检者头顶部，右手半握拳以小鱼际部位叩击左手背，了解被检者脊柱各部位有无疼痛。（0.5分）

二、手部及其关节视诊检查（须口述视诊内容）（2分）

（一）考生站位正确，告知被检者体位、姿势正确

告知被检者取坐位或仰卧位，双手自然放松并充分暴露，考生位于被检者前面或右侧。（0.5分）

（二）视诊检查内容正确

1.被检者双手有无红肿、皮肤破损、皮下出血、肌肉萎缩等；（0.5分）

2.手指末端有无发绀、苍白，有无杵状指、反甲（匙状甲）；（0.5分）

3.双手指关节有无畸形、肿胀、活动受限等。（0.5分）

三、小腿和膝关节检查（包括浮髌试验，须口述检查内容及浮髌试验阳性表现）（6分）

（一）考生站位正确，告知被检者体位、姿势正确

告知被检者取坐位或仰卧位，双侧下肢自然放松并充分暴露，考生位于被检者前面或右侧。（0.5分）

（二）检查内容和方法正确

1.双侧小腿和膝关节视诊

（1）被检者双侧小腿有无皮损或溃烂、皮下出血、浅表静脉曲张、水肿，有无粗细不等、肿胀等；（1分）

（2）双侧膝关节有无畸形、肿胀、活动受限等。（0.5分）

2.双侧小腿和膝关节触诊

（1）按压被检者胫前皮肤，观察有无凹陷；（0.5分）

（2）按压膝关节，观察膝关节有无压痛，周围有无包块；（0.5分）

（3）浮髌试验

①被检查者取仰卧位，考生左手拇指和其余手指分别固定在被检者膝关节上方两侧，右手拇指和其余手指分别固定在被检者膝关节下方两侧；（0.5分）

②以右手示指按压髌骨，手指不能离开髌骨表皮，了解髌骨有无浮动感；（1分）

③髌骨若有浮动感，则为浮髌试验阳性。（0.5分）

3.膝关节活动度检查

考生使被检者屈髋屈膝90°，左手扶住被检者膝关节处以固定其大腿，右手握住小腿踝部，使被检者膝关节屈曲、伸展、内旋和外旋，了解关节活动度。（1分）

四、肛门指诊检查（使用肛诊模具检查，须口述检查体位和报告检查结果）（6分）

（一）考生站位正确，摆放模具体位正确

摆放模具呈左侧卧位、肘膝（膝胸）位，考生位于模具右侧或后面。（2分）

（二）检查方法正确

1.考生戴手套（或指套）；（0.5分）

2.涂以润滑剂；（0.5分）

3.以示指轻轻按摩肛门边缘，使肛门括约肌松弛，然后轻柔地插入肛门、直肠内触诊。（1分）

（三）报告检查结果正确

报告肛门括约肌紧张度是否正常，肛周和直肠内壁有无触痛、肿块和狭窄，手套或指套上有无分泌物及血迹等。（2分）

第六部分　神经系统检查

一、上肢肌力肌张力检查（须报告检查结果）（4分）

（一）考生站位正确，告知被检者体位正确

告知被检者取坐位或仰卧位，考生位于被检者前面或右侧。（0.4分）

（二）检查方法正确

1.左上肢肌力检查　嘱被检者作上肢伸屈动作，考生从相反方向给予阻力，测试被检者对阻力的克服能力，并注意两侧对比；（0.8分）

2.左上肢肌张力检查　嘱被检者肌肉放松，考生根据感知肌肉的硬度及伸屈其上肢时感知肌肉对被动伸屈的阻力作出判断；（0.8分）

3.同样方法检查右上肢肌力和肌张力。（1.6分）

（三）报告检查结果正确

两侧上肢肌力及肌张力是否正常。（0.4分）

二、腹壁反射检查（须报告检查结果）（4分）

（一）考生站位正确，告知被检者体位、姿势正确

告知被检者取仰卧位，暴露腹部，腹部放松，双上肢自然伸直置于躯干两旁，双下肢屈曲。考生位于被检者右侧。（0.5分）

（二）检查方法正确

1.考生用钝针或棉签等钝性器具分别沿左、右两侧腹壁肋缘下方由外向内轻划皮肤（上腹壁反射）；（1分）

2.沿左、右脐水平由外向内轻划皮肤（中腹壁反射）；（1分）

3.沿左、右腹股沟上方由外向内轻划皮肤（下腹壁反射）。（1分）

（三）报告检查结果正确

两侧上、中、下腹壁反射是否存在、减弱或消失。（0.5分）

三、肱二头肌反射检查（坐位、仰卧位两种检查方法任选一种，须报告正常表现和检查结果）（3分）

（一）检查方法正确（两种检查方法任选一种，须检查双侧反射，若只查一侧扣0.6分）

1.坐位检查

（1）告知被检者取坐位，考生左手托起被检者肘部，使其屈肘，被检者前臂置于考生前臂上；（1.2分）

（2）考生左手拇指置于被检者肱二头肌肌腱上，右手持叩诊锤叩击左手拇指。（0.6分）

2. 仰卧位检查

（1）告知被检者取仰卧位，考生位于被检者右侧，左手托起被检者肘部，使其屈肘，前臂置于被检者腹部；（1.2分）

（2）考生左手拇指置于被检者肱二头肌肌腱上，右手持叩诊锤叩击左手拇指。（0.6分）

（二）报告正常表现和检查结果正确

1. 肱二头肌反射正常表现为叩击肱二头肌肌腱时引发肱二头肌收缩、前臂屈曲，两侧对称；（0.6分）

2. 报告检查结果：双侧肱二头肌反射是否存在，有无亢进、减弱或消失。（0.6分）

四、双侧肱三头肌反射检查（坐位，须报告检查结果和正常表现）（3分）

（一）考生站位正确，告知被检者体位正确

告知被检者取坐位，暴露上肢，考生位于被检者前面。（0.6分）

（二）检查方法正确（须检查双侧反射，若只查一侧扣0.6分）

1. 考生用左手托起被检者肘部，使其屈肘，被检者前臂置于考生前臂上；（0.3）

2. 考生右手持叩诊锤直接叩击被检者鹰嘴上方的肱三头肌肌腱；（0.3分）

3. 同法检查对侧。（0.6分）

（三）报告检查结果和正常表现正确

1. 报告检查结果：双侧肱三头肌反射是否存在，有无亢进、减弱或消失。（0.6分）

2. 正常表现：肱三头肌反射正常表现为叩击肱三头肌肌腱时引发肱三头肌收缩、前臂伸展，两侧对称（0.6分）

五、膝反射检查（仰卧位、坐位姿势1、坐位姿势2，三种检查方法任选一种，须报告正常表现和检查结果）（4分）

（一）检查方法正确（三种检查方法任选一种，须检查双侧反射，若只查一侧扣1分）

1. 仰卧位检查

（1）考生站位正确，告知被检者体位正确

告知被检者取仰卧位，考生位于被检者右侧。（1分）

（2）检查方法正确

①考生左手置于被检者腘窝处，托起被检者膝关节，使之屈曲120°~130°；（1分）

②右手持叩诊锤叩击被检者髌骨下缘和胫骨粗隆之间的股四头肌肌腱。（1分）

2. 坐位姿势1检查

（1）考生站位正确，告知被检者体位、姿势正确

告知被检者取坐位，坐于床边并自然放松，悬垂小腿，屈曲膝关节呈90°左右，考生位于被检者右侧。（1分）

（2）检查方法正确

①考生左手置于被检者髌骨上方；（1分）

②右手持叩诊锤叩击被检者髌骨下缘和胫骨粗隆之间的股四头肌肌腱。（1分）

3. 坐位姿势2检查

（1）考生站位正确，告知被检者体位、姿势正确

告知被检者取坐位并自然屈曲膝关节呈90°左右，然后将一侧下肢架于另一侧下肢之上，放松（架"二郎腿"姿势），考生位于被检者右侧。（1.5分）

（2）检查方法正确

考生左手置于被检者髌骨上方，右手持叩诊锤叩击被检者髌骨下缘和胫骨粗隆之间的股四头肌肌腱。（1.5分）

（二）报告正常表现和检查结果正确

1.膝反射正常表现为叩击股四头肌肌腱时，引发股四头肌收缩、小腿伸展；（0.5分）

2.报告检查结果：双侧膝反射是否存在、对称，有无亢进、减弱或消失。（0.5分）

六、跟腱反射检查（须报告正常表现和检查结果）（3分）

（一）考生站位正确，告知被检者体位、姿势正确

告知被检者取仰卧位，外展、外旋下肢并屈曲髋、膝关节，考生位于被检者右侧。（0.6分）

（二）检查方法正确（须检查双侧反射，若只查一侧扣0.3分）

考生左手握住被检者左足部，使其踝关节背屈成直角，右手持叩诊锤叩击被检者跟腱。（0.6分）

同样方法检查右侧跟腱反射（0.6分）

（三）报告正常表现和检查结果正确

1.跟腱反射正常表现为叩击跟腱时，引发腓肠肌收缩，足向跖面屈曲；（0.6分）

2.报告检查结果：双侧跟腱反射是否存在，有无亢进、减弱或消失。（0.6分）

七、病理反射（Babinski征）检查（须口述阳性表现及报告检查结果）（4分）

（一）考生站位正确，告知被检者体位、姿势正确

告知被检者取仰卧位，双上肢自然伸直置于躯干两旁，双下肢自然伸直，放松，考生位于被检者右侧。（1分）

（二）检查方法正确（须检查双侧反射，若只查一侧扣1分）

1.考生左手扶持被检者踝关节；（1分）

2.右手用钝针或棉签等钝性器具沿足底外侧缘由后向前划至小趾跖趾关节处并转向内侧直至拇趾下方。（1分）

（三）口述阳性表现及报告检查结果正确

1.Babinski征阳性表现为拇趾背伸，其余四趾呈扇形张开；（0.5分）

2.报告检查结果：Babinski征阳性或阴性（正常成人Babinski征为阴性）。（0.5分）

八、脑膜刺激征检查（须口述阳性表现及报告检查结果）（8分）

（一）考生站位正确，告知被检者体位、姿势正确

告知被检者取去枕仰卧位，双上肢自然伸直置于躯干两旁，双下肢自然伸直，放松，考生位于被检者右侧。（1分）

（二）检查内容及方法正确

1.颈强直

（1）考生左手置于被检者枕部，托扶并左右转动被检者头部，通过观察或感觉被动运动

时的颈部阻力和询问有无疼痛，了解被检者是否有颈部肌肉或椎体病变；（1分）

（2）考生右手置于被检者胸前，左手托扶被检者枕部并使其做屈颈动作，体会被检者颈部有无抵抗感及其程度。（1分）

2. Kernig 征（须检查双侧，若只查一侧扣0.5分）

（1）考生左手固定被检者右侧或左侧膝关节，右手托持于被检者右侧或左侧足跟部，屈曲髋、膝关节使之均呈90°；（1分）

（2）右手抬高被检者小腿使之伸膝（正常人膝关节可伸达135°以上）。（0.5分）

3. Brudzinski 征

（1）考生右手轻按被检者胸前，左手托扶被检者枕部并使其做屈颈动作；（0.5分）

（2）观察被检者髋、膝关节有无屈曲动作。（0.5分）

（三）口述阳性表现及报告检查结果正确

1.颈强直阳性表现为被动屈颈时抵抗力增强；（0.5分）

2. Kernig 征阳性表现为伸膝受阻并伴有疼痛或下肢屈肌牵拉痉挛；（0.5分）

3. Brudzinski 征阳性表现为双侧膝关节和髋关节屈曲；（0.5分）

4.报告检查结果：脑膜刺激征为阳性或阴性（正常人脑膜刺激征为阴性）。（1分）

九、Hoffmann 征检查（须口述阳性表现及报告检查结果）（4分）

（一）考生站位正确，告知被检者体位、姿势正确

告知被检者取坐位或仰卧位，考生位于被检者前面或右侧。（1分）

（二）检查方法正确（须检查双侧反射，若只查一侧扣1分）

1.考生左手持被检者一侧腕部，右手示指和中指夹住被检者中指并稍向上提，使腕部处于轻度过伸位，用拇指迅速弹刮被检者的中指指甲，观察其他四指的表现；（1分）

2.同法检查对侧。（1分）

（三）口述阳性表现及报告检查结果正确

1.Hoffmann 征阳性表现为弹刮指甲时，其余四指有掌屈动作；（0.5分）

2.报告检查结果：Hoffmann 征阳性或阴性（正常成人 Hoffmann 征为阴性）。（0.5分）

考官常考问题及标准答案

1.两侧肺泡呼吸音减弱，常见的腹部疾病有哪些？

答：大量腹水（0.5分）、腹腔巨大肿瘤（0.5分）。

2.查体时患者面色晦暗，双颊紫红，口唇轻度发绀，为何种面容，有何临床意义？

答：二尖瓣面容（0.5分），见于二尖瓣狭窄（0.5分）。

3.体格检查时，生命体征应包括哪些内容？

答：体温、脉搏、呼吸、血压。（各0.25分）

4.检查脉搏时，两侧明显不同可见于哪些疾病？

答：缩窄性大动脉炎或无脉症。（1分）

5.正常下肢血压比上肢高多少？

答：20~40mmHg。（1分）

6.全腹弥漫性膨隆致腹部呈球形或椭圆形常见于哪些病理情况?（答出其中2个）

答：大量腹水、腹内积气、腹腔内巨大肿瘤。（各0.5分）

7.简述腹膜炎检查时可出现的典型的三联体征?

答：腹壁肌肉紧张（0.5分）、腹部压痛（0.25分）、反跳痛（0.25分）。

8.患者呼吸时呼出烂苹果气味有何临床意义?

答：见于糖尿病酮症酸中毒。（1分）

9.患者呼吸时呼出氨味有何临床意义?

答：见于重症尿毒症。（1分）

10.瞳孔对光反射迟钝或消失有何临床意义?

答：见于昏迷患者。（1分）

11.患者呼吸时呼出浓烈酒精气味有何临床意义?

答：见于饮酒后或酒精中毒。（1分）

12.双侧瞳孔大小不等常提示哪些疾病?

答：颅内病变，如脑外伤、脑部肿瘤、脑疝等。（1分）

13.正常人坐位或立位时颈外静脉常不显露，平卧位时可稍见充盈，但充盈的水平仅限于什么范围?

答：锁骨上缘至下颌角距离的下2/3以内。（1分）

14.舒张晚期奔马律的出现常提示哪些心脏疾病?（答出其中2个）

答：高血压性心脏病、肥厚型心肌病、主动脉瓣狭窄。（各0.5分）

15.颈静脉怒张时伴颈静脉搏动有何临床意义?

答：见于三尖瓣关闭不全。（1分）

16.触诊检查甲状腺应查哪几个部位?

答：甲状腺峡部（0.5分）、甲状腺侧叶（0.5分）。

17.深大呼吸可见于哪些疾病?

答：尿毒症酸中毒（0.5分）、糖尿病酮症酸中毒（0.5分）。

18.呼吸减慢（呼吸频率少于12次/分）常见于哪些疾病?

答：见于麻醉药或镇静药过量（0.5分）、颅内压增高（0.5分）。

19.脾脏浊音界缩小常见于哪些疾病?（答出其中2个）

答：左侧气胸、胃扩张、肠胀气。（各0.5分）

20.有哪几种情况易误为腹水，需要鉴别?

答：肠梗阻时肠管内有大量液体潴留（0.5分）、巨大卵巢囊肿（0.5分）。

21.在耻骨联合上方叩诊时如何判断是否为尿潴留所致的膀胱胀大?

答：叩诊呈浊音（0.5分），排尿或导尿后为鼓音（0.5分）。

22.肛诊检查时触及柔软、光滑而有弹性的包块常见于哪种病变?

答：直肠息肉。（1分）

23.一侧上、中、下腹壁反射均消失常见于何种病变?

答：同侧椎体束受损。（1分）

24.简述肱二头肌反射正常反应?

答：肱二头肌收缩（0.5分）、前臂快速屈曲（0.5分）。

25.肛门指诊检查时触及凹凸不平的包块常见于何种病变？

答：直肠癌。（1分）

26.双侧腹壁反射均消失常见于哪些病变？

答：昏迷（0.5分）、急性腹膜炎（0.5分）。

27.蜘蛛痣的发生有何临床意义？

答：常见于急、慢性肝炎或肝硬化。（1分）

28.蹒跚步态有何临床意义？（请说出2个）。

答：见于佝偻病、大骨节病、进行性肌营养不良、先天性双侧髋关节脱位。（各0.5分）

29.查体时患者面容呈惊愕状，眼裂增大，眼球凸出，目光炯炯，兴奋易怒，为何种面容，有何临床意义？

答：甲亢面容（0.5分），见于甲状腺功能亢进症（0.5分）。

30.查体时患者出现颈部动作受限有何临床意义？（答出其中2个）。

答：见于颈部肌纤维组织炎及韧带受损、颈椎病、结核或肿瘤浸润、颈椎外伤、骨折或关节脱位。（各0.5分）

31.全身性淋巴结肿大常见的血液系统疾病有哪些？

答：白血病（0.5分）、淋巴瘤（0.5分）。

32.哪些疾病可以引起瞳孔缩小？（请说出2个）

答：虹膜睫状体炎、有机磷农药中毒、药物反应（吗啡、毛果芸香碱、氯丙嗪）。（各0.5分）

33.心尖区（二尖瓣区）听到舒张中晚期隆隆样杂音，常提示心脏何种病变？

答：二尖瓣狭窄。（1分）

34.如何判断甲状腺Ⅲ度肿大？

答：检查时甲状腺超过胸锁乳突肌外缘。（1分）

35.肛门指诊时患者应采取哪几种体位？（答出其中2个）

答：肘膝位、左侧卧位、仰卧位或截石位、蹲位。（各0.5分）

36.肠鸣音亢进常见于何种情况？

答：机械性肠梗阻。（1分）

37.如肩关节弧形轮廓消失，肩峰突出呈"方肩"，可见于哪些病变？

答：肩关节脱位（0.5分）、三角肌萎缩（0.5分）。

38.在心脏听诊时第一心音强弱不等可见于哪些心律失常？

答：心房颤动（0.5分）、完全性房室传导阻滞（0.5分）。

39.心脏浊音界向两侧扩大呈"烧瓶形"，随体位改变而变化，是临床哪种疾病的特征？

答：心包积液。（1分）

40.简述心脏叩诊的顺序？

答：先叩左心界（0.5分），后叩右心界（0.5分）。

41.大量胸腔积液时，胸部叩诊和听诊可有哪些体征？

答：叩诊呈浊音或实音（0.5分），听诊呼吸音减弱或消失（0.5分）。

42.心前区是指何处？

答：胸骨下段及胸骨左缘第3、4、5肋间。（1分）

43.胸骨左缘第3~4肋间触及收缩期和舒张期双相粗糙摩擦感有何临床意义?

答:提示急性纤维素性心包炎。(1分)

44.正常人心尖搏动的最强点位于何处?

答:胸骨左缘第5肋间锁骨中线内0.5~1.0cm处。(1分)

45.若双上肢血压相差大于10mmHg,常见于哪些疾病?

答:多发性大动脉炎(0.5分)、先天性动脉畸形(0.5分)。

46.浅表呼吸表现为呼吸浅而快,多发生于哪些情况?(答出其中2个)

答:呼吸肌麻痹、严重鼓肠、腹水、肥胖、肺部疾病(肺炎、胸膜炎、胸腔积液、气胸)。(各0.5分)

47.肺上界(即肺尖)变宽,叩诊稍呈过清音,常见于哪种疾病?

答:慢性阻塞性肺疾病。(1分)

48.哪些疾病肺部听诊可以听到断续性呼吸音(齿轮呼吸音)?

答:肺结核(0.5分)、肺炎(0.5分)。

49.肺部可以听到局限性干啰音,常见于哪些疾病?

答:支气管结核(0.5分)、支气管肿瘤(0.5分)。

50.肺部叩诊时呈过清音可见于哪种病变?

答:肺气肿。(1分)

第三考站　临床基本操作

第一项　心肺复苏

金题峰向标 1

临床情景：女，56岁。与家人争吵时突然昏倒在地，不省人事，家人立即通知本村的乡村医生，迅速进行急救。

要求：请为患者（医学模拟人）行心肺复苏抢救（要求做5个循环），并回答问题。

考试时间：5分钟（含准备时间）

评分标准（总分10分）

一、操作前准备（1.5分）

评估周围环境安全（口述），使患者仰卧于平整的地面上（0.25分）；拍患者双肩并大声呼叫，观察患者有无意识（0.25分）、有无呼吸（0.25分），触摸颈动脉确定大血管有无搏动（0.25分）；解开衣服，松开腰带（0.25分）；总时间不超过10秒钟（0.25分）。

二、操作过程（6.5分）

1.抢救顺序为：胸外心脏按压—检查口腔、开放气道—人工呼吸。（1分）

2.操作者跪于患者右侧，双手掌根部重叠置于胸骨中、下1/3处（或两乳头连线中点）（0.5分）；手指向上方跷起，不触及胸壁，两臂伸直，借助身体重力垂直向下按压（0.5分）；按压力度使胸骨下陷5~6cm，立刻放松，按压和放松时间相同，放松时手掌根部不离开按压部位（0.5分）；按压频率为100~120次/分钟（0.5分）。

3.清除口、鼻腔分泌物及异物，保持呼吸道通畅。（0.5分）

4.操作者右手抬起患者下颌，左手按压患者前额，保持头部后仰位置，使患者下颌角和耳垂连线与地面垂直，以开放气道。（0.5分）

5.开始2次人工呼吸。左手以拇指和示指捏紧患者的鼻孔，正常吸气后，用口唇将患者口唇部完全包住，匀速向患者口内吹气（0.5分）；每次应持续1秒，保证患者胸廓向上抬起（0.5分）。

6.每次吹气后将口移开，并松开捏鼻的手指（0.25分）。观察胸部恢复状况，再进行下一次人工呼吸（0.25分）。

7.胸外按压每30次后进行人工呼吸2次。（0.5分）

8.做5个循环后，评估心肺复苏是否成功的相关指标（口述）。（0.5分）

三、考官提问（1分）

判断心肺复苏成功的主要指标有哪些？

答：1.大动脉搏动恢复；

2.患者的意识及自主呼吸恢复；

3.散大的瞳孔缩小并恢复对光反射；

4.末梢循环改善（口唇、颜面、甲床及皮肤颜色由苍白、发绀转为红润）。

四、职业素质（1分）

1.操作时动作较熟练、规范，不慌乱；具有爱伤意识。（0.5分）

2.着装整洁，仪表端庄，举止大方，语言文明，认真细致，表现出良好的职业素质。（0.5分）

金题峰向标 2

临床情景：男，51岁。在建筑工地劳动时突然昏倒在地，不省人事，其他工人紧急拨打了120急救电话，医生到达现场后立即进行急救。

要求：请为患者（医学模拟人）行心肺复苏抢救（要求做5个循环），并回答问题。

考试时间：5分钟（含准备时间）

评分标准（总分10分）

一、操作前准备（1.5分）

评估周围环境安全（口述），使患者仰卧于平整的地面上（0.25分）；拍患者双肩并大声呼叫，观察患者有无意识（0.25分）、有无呼吸（0.25分），触摸颈动脉确定大血管有无搏动（0.25分）；解开衣服，松开腰带（0.25分）；总时间不超过10秒钟（0.25分）。

二、操作过程（6.5分）

1.抢救顺序为：胸外心脏按压—检查口腔、开放气道—人工呼吸。（1分）

2.操作者跪于患者右侧，双手掌根部重叠置于胸骨中、下1/3处（或两乳头连线中点）（0.5分）；手指向上方跷起，不触及胸壁，两臂伸直，借助身体重力垂直向下按压（0.5分）；按压力度使胸骨下陷5~6cm，立刻放松，按压和放松时间相同，放松时手掌根部不离开按压部位（0.5分）；按压频率为100~120次/分钟（0.5分）。

3.清除口、鼻腔分泌物及异物，保持呼吸道通畅。（0.5分）

4.操作者右手抬起患者下颌，左手按压患者前额，保持头部后仰位置，使患者下颌角和耳垂连线与地面垂直，以开放气道。（0.5分）

5.开始2次人工呼吸。左手以拇指和示指捏紧患者的鼻孔，正常吸气后，用口唇将患者口唇部完全包住，匀速向患者口内吹气（0.5分）；每次应持续1秒，保证患者胸廓向上抬起（0.5分）。

6.每次吹气后将口移开，并松开捏鼻的手指（0.25分）。观察胸部恢复状况，再进行下一次人工呼吸（0.25分）

7.胸外按压每30次后进行人工呼吸2次。（0.5分）

8.做5个循环后，评估心肺复苏是否成功的相关指标（口述）。（0.5分）

三、考官提问（1分）

判断心肺复苏成功的主要指标有哪些？

答：1.大动脉搏动恢复；

2.患者的意识及自主呼吸恢复；

3.散大的瞳孔缩小并恢复对光反射；

4.末梢循环改善（口唇、颜面、甲床及皮肤颜色由苍白、发绀转为红润）。

四、职业素质（1分）

1.操作时动作较熟练、规范，不慌乱；具有爱伤意识。（0.5分）

2.着装整洁，仪表端庄，举止大方，语言文明，认真细致，表现出良好的职业素质。（0.5分）

第二项　吸氧术

金题峰向标 1

临床情景：女，75岁。慢性阻塞性肺疾病15年，因劳累后出现咳嗽、咳白色黏痰、胸闷、气喘3小时就诊。吸烟40年，每天30支。须给予低流量吸氧。

要求：请为患者（医学模拟人）行双侧鼻导管吸氧（包括停止吸氧），并回答问题。

考试时间：10分钟（含准备时间）

评分标准（总分10分）

一、操作前准备（2分）

1.戴口罩、帽子，洗手（口述）。（0.5分）

2.物品准备：手电筒、棉签、吸氧管、治疗碗（内盛生理盐水）、弯盘、用氧记录单等。（0.5分）

3.查看氧气筒，安装氧气表（0.5分）；评估氧气筒内的氧气量（0.5分）。

二、操作过程（5分）

1.将吸氧用物携至床旁；核对并评估患者病情及缺氧情况，解释吸氧目的并告知配合方法（口述）。（0.5分）

2.协助患者取舒适体位，用手电筒检查患者鼻腔，用湿棉签清洁两侧鼻孔。（0.5分）

3.安装流量表及湿化瓶于氧气筒上，连接氧气管及鼻导管。（0.5分）

4.先打开氧气筒开关，再打开流量表开关（0.5分）；调节氧流量低于2L/min（0.5分）。

5.检查氧气流出是否通畅。（0.5分）

6.将双侧鼻导管插入两侧鼻孔内，再将导管绕过耳后固定于下颌处。（0.5分）

7.观察患者吸氧情况：是否通畅等（口述）。（0.5分）

8.记录开始给氧时间及氧流量。（0.5分）

9.吸氧结束时，先关流量表开关，再关氧气筒开关。（0.5分）

三、操作后处理（1分）

1.评估吸氧后患者的症状改善情况（口述）。（0.5分）

2.告知患者相关注意事项（口述）；整理所用物品，处理合规。（0.5分）

四、考官提问（1分）

适合该患者的吸氧流量是多少？为什么？

答：1~2L/min（0.5分）。因为高流量吸氧会对患者呼吸产生抑制，加重高二氧化碳血症（0.5分）。

五、职业素质（1分）

1.操作时动作较熟练、规范，不慌乱；具有爱伤意识。（0.5分）

2.着装整洁，仪表端庄，举止大方，语言文明，认真细致，表现出良好的职业素质。（0.5分）

金题峰向标 2

临床情景：男，68岁。冠心病病史5年，今早用力大便后出现心悸、呼吸困难1小时。确诊为冠心病，陈旧性广泛前壁心肌梗死，急性左心衰竭。须给予中流量吸氧（3~5L/min）。

要求：请为患者（医学模拟人）行双侧鼻导管吸氧（包括停止吸氧），并回答问题。

考试时间：10分钟（含准备时间）

评分标准（总分10分）

一、操作前准备（2分）

1.戴口罩、帽子，洗手（口述）。（0.5分）

2.物品准备：手电筒、棉签、吸氧管、治疗碗（内盛生理盐水）、弯盘、用氧记录单等。（0.5分）

3.查看氧气筒，安装氧气表（0.5分）；评估氧气筒内的氧气量（0.5分）

二、操作过程（5分）

1.将吸氧用物携至床旁；核对并评估患者病情及缺氧情况，解释吸氧目的并告知配合方法（口述）。（0.5分）

2.协助患者取舒适体位，用手电筒检查患者鼻腔，用湿棉签清洁两侧鼻孔。（0.5分）

3.安装流量表及湿化瓶于氧气筒上，连接氧气管及鼻导管。（0.5分）

4.先打开氧气筒开关，再打开流量表开关（0.5分）；调节氧流量为3~5L/min（0.5分）。

5.检查氧气流出是否通畅。（0.5分）

6.将双侧鼻导管插入两侧鼻孔内，再将导管绕过耳后固定于下颌处。（0.5分）

7.观察患者吸氧情况：是否通畅等（口述）。（0.5分）

8.记录开始给氧时间及氧流量。（0.5分）

9.吸氧结束时，先关流量表开关，再关氧气筒开关。（0.5分）

三、操作后处理（1分）

1.评估吸氧后患者的症状改善情况（口述）。（0.5分）

2.告知患者相关注意事项（口述）；整理所用物品，处理合规。（0.5分）

四、考官提问（1分）

用氧时要注意哪些事项？

答：用氧时注意防火、防震、防热、防油（或环境应无明火、热源，禁止吸烟等）（0.5分）；告知患者及家属不能自行操作、改动吸氧流量（0.25分）。注意观察患者吸氧后的反应（0.25分）。

五、职业素质（1分）

1.操作时动作较熟练、规范，不慌乱；具有爱伤意识。（0.5分）

2.着装整洁，仪表端庄，举止大方，语言文明，认真细致，表现出良好的职业素质。（0.5分）

第三项 切开、缝合、打结、拆线

金题峰向标 1

临床情景：女，25岁。发现左大腿皮下肿物1个月，确诊为纤维瘤，准备行局麻下左大腿肿物切除术。

要求：请为患者（医学模拟人或模具）进行手术操作，从物品准备至切开皮肤全层（长约4cm），并回答问题。

考试时间：10分钟（含准备时间）

评分标准（总分10分）

（违反无菌操作原则扣2分）

一、操作前准备（2分）

1.戴帽子、口罩（头发、鼻孔不外露），洗手（口述）。（0.5分）

2.物品准备：切开缝合包、消毒用品、2%利多卡因、注射器等。（0.5分）

3.考生手臂消毒。（口述）（0.5分）

4.告知患者手术目的及注意事项，取得配合（口述）。（0.5分）

二、操作过程（5.5分）

1.戴无菌手套：未戴手套的手不能接触手套外面，戴好手套后手套外面不能接触皮肤及手套反折部位。（0.5分）

2.消毒手术区域（用碘酒及酒精消毒或碘伏消毒均可），范围正确（切口周围10~15cm）、顺序正确（由内向外）。（1分）

3.铺手术区洞巾或铺4块治疗巾（顺序正确，先铺相对不洁区，最后铺术者一侧），并用巾钳固定（0.5分）；切口暴露合适（0.5分）。

4.用2%利多卡因注射液行局部浸润麻醉：核对药物无误后抽吸药液、排气，固定皮肤后将针头刺入皮肤，先打一皮丘，向前进针后先抽吸无血液再注入药液（0.5分）；麻醉范围合适（0.5分）。

5.握持已安装好刀片的手术刀，持刀方法正确（执弓式或执笔式均可）。（0.5分）

6.用一手拇指和示指在切口两侧固定皮肤，另一手持刀与皮肤垂直，刀尖先垂直刺入皮肤，再转至与皮面呈45°斜角均匀切开皮肤至皮下组织（0.5分），再将刀转成90°与皮面垂直方向，将刀提出切口（0.5分）。

7.切缘整齐，切口深度一致（0.25分）；切开长度合适（0.25分）。

三、操作后处理（0.5分）

操作结束后告知患者相关注意事项（口述）；整理所用物品，处理合规。（0.5分）

四、考官提问（1分）

手术切口选择的原则有哪些？

答：1.最接近病变部位；2.对组织损伤小，不伤及邻近重要结构（神经、血管等）；3.与皮纹一致，尽量照顾美观；4.切口必须有足够的长度。

五、职业素质（1分）

1.操作时动作较熟练、规范，不慌乱；具有爱伤意识。（0.5分）

2.着装整洁，仪表端庄，举止大方，语言文明，认真细致，表现出良好的职业素质。（0.5分）

金题峰向标 2

临床情景：女，30岁。左手背被玻璃划伤后2小时，伤口长约3cm，皮缘整齐，已完成消毒、麻醉及伤口清创。

要求：请为患者（医学模拟人或模具，已铺好无菌洞巾）缝合伤口，并回答问题。

（要求考生戴无菌手套后操作，不需要消毒、铺巾；单纯间断缝合3针并打结、剪线）

考试时间：10分钟（含准备时间）

评分标准（总分10分）

（违反无菌操作原则扣2分；每少完成一针扣1分）

一、操作前准备（1.5分）

1.戴帽子、口罩（头发、鼻孔不外露），洗手（口述）。（0.5分）

2.物品准备：无菌手套、缝合针、缝合线、有齿镊、持针钳、剪刀等。（0.5分）

3.告知患者操作目的和方法，取得配合（口述）。（0.5分）

二、操作过程（6分）

1.戴无菌手套：未戴手套的手不能接触手套外面，戴好手套后手套外面不能接触皮肤及手套反折部位。（0.5分）

2.选择合适的三角针和缝线，持针钳夹针位置正确。（0.5分）

3.有齿镊（执笔式）和持针钳（掌握法或指套法均可）握持方法正确。（0.5分）

4.缝合手法和深度正确（0.25分）；不留死腔（0.25分）。

5.缝合时两针缝线间针距恰当（间距约1cm）。（0.5分）

6.每针距切口边距恰当（边距约0.5cm）。

7.打结手法正确（手法打结和持器械打结均可）（0.5分）；线结位于伤口一侧（0.5分）。

8.线结为方结或三重结，无假结、滑结（0.5分）；松紧适度（0.5分）。

9.剪线手法正确，线头长短适中（5~8mm）。（0.5分）

10.缝合后皮肤对合整齐，皮缘无内翻。（0.5分）

三、操作后处理（0.5分）

操作结束后告知患者相关注意事项（口述）；整理所用物品，处理合规。（0.5分）

四、考官提问（1分）

打结过程中，如何避免线结过松？（答对1项得0.5分，满分1分）

答：1.打方结，避免滑结或假结；2.打外科结或张力结；3.打下一个结时，请助手协助固定上一个结，避免松开。

五、职业素质（1分）

1.操作时动作较熟练、规范，不慌乱；具有爱伤意识。（0.5分）

2.着装整洁，仪表端庄，举止大方，语言文明，认真细致，表现出良好的职业素质。（0.5分）

金题峰向标 3

临床情景：男，55岁。因右前臂皮脂腺囊肿行局麻下肿物切除手术。目前已完成肿物切除，切口长约3cm。

要求：请为患者（医学模拟人或模具，已铺好无菌洞巾）缝合切口，并回答问题。

（要求考生戴无菌手套后操作，不需要消毒、铺巾；单纯间断缝合3针并打结、剪线）

考试时间：10分钟（含准备时间）

评分标准（总分10分）

（违反无菌操作原则扣2分；每少完成1针扣1分）

一、操作前准备（1.5分）

1.戴帽子、口罩（头发、鼻孔不外露），洗手（口述）。（0.5分）

2.物品准备：无菌手套、缝合针、缝合线、有齿镊、持针钳、剪刀等。（0.5分）

3.告知患者操作目的和方法，取得配合（口述）。（0.5分）

二、操作过程（6分）

1.戴无菌手套：未戴手套的手不能接触手套外面，戴好手套后手套外面不能接触皮肤及手套反折部位。（0.5分）

2.选择合适的三角针和缝线，持针钳夹针位置正确。（0.5分）

3.有齿镊（执笔式）和持针钳（掌握法或指套法均可）握持方法正确。（0.5分）

4.缝合手法和深度正确（0.25分）；不留死腔（0.25分）。

5.缝合时两针缝线间针距恰当（间距约1cm）。（0.5分）

6.每针距切口边距恰当（边距约0.5cm）。（0.5分）

7.打结手法正确（手法打结和持器械打结均可）（0.5分）；线结位于伤口一侧（0.5分）。

8.线结为方结或三重结，无假结、滑结（0.5分）；松紧适度（0.5分）。

9.剪线手法正确，线头长短适中（5~8mm）。（0.5分）

10.缝合后皮肤对合整齐，皮缘无内翻。（0.5分）

三、操作后处理（0.5分）

操作结束后告知患者相关注意事项（口述）；整理所用物品，处理合规。（0.5分）

四、考官提问（1分）

缝合切口时，为何不应留有死腔？

答：防止切口积液、积血、感染。（答对1项得0.5分，满分1分）

五、职业素质（1分）

1.操作时动作较熟练、规范，不慌乱；具有爱伤意识。（0.5分）

2.着装整洁，仪表端庄，举止大方，语言文明，认真细致，表现出良好的职业素质。（0.5分）

第四项　开放性伤口的止血和包扎

金题峰向标 1

临床情景：男，45岁。安装玻璃时发生意外，右前臂内侧被玻璃碎片划伤，伤口长约

4cm，持续渗血，局部压迫止血效果不佳，拟转上级医院就诊。

要求：请你作为现场的医生为患者（医学模拟人或模具）进行止血带止血，用绷带包扎伤口（不需要缝合），并回答问题。

考试时间：10分钟（含准备时间）

评分标准（总分10分）

一、操作前准备（2分）

1.戴帽子、口罩（头发、鼻孔不外露）。（0.5分）

2.观察患者意识状态、生命体征（口述）。（0.5分）

3.物品准备：止血带、绷带、衬垫、无菌敷料、胶布等。（0.5分）

4.告知患者操作目的和方法，嘱咐患者有不适反应时及时沟通（口述）。（0.5分）

二、操作过程（5.5分）

1.迅速核实伤口长度及检查伤口周围皮肤情况（0.25分）。用止血带在右上臂上1/3处扎紧（0.5分）；止血带与皮肤之间加衬垫（纱布或棉垫等）（0.25分）；止血带松紧要合适（口述：以远端出血停止、不能摸到动脉搏动为宜）（0.5分）；记录止血带绑扎时间（0.5分）。

2.止血后仔细观察伤口内有无异物。（0.5分）

3.清洁伤口周围皮肤（0.5分）；无菌敷料覆盖伤口，随即压紧（0.5分）。

4.胶布固定方法正确（垂直肢体长轴，固定2~3条，长度合适）。（0.5分）

5.以绷带加压包扎伤口（0.5分），方向、范围正确（绷带垂直肢体长轴围绕包扎，范围超过伤口长度）（0.5分）。

6.包扎后松紧适宜。（0.5分）

三、操作后处理（0.5分）

操作结束后向患者告知结果及相关注意事项（口述）；整理所用物品，处理合规。（0.5分）

四、考官提问（1分）

四肢应用止血带止血时，应间隔多长时间放松1次？

答：应每隔1~1.5小时放松止血带1次。

五、职业素质（1分）

1.操作时动作较熟练、规范，不慌乱；具有爱伤意识。（0.5分）

2.着装整洁，仪表端庄，举止大方，语言文明，认真细致，表现出良好的职业素质。（0.5分）

金题峰向标 2

临床情景：女，34岁。左小腿不慎被玻璃碎片划伤，有开放性伤口，伴活动性出血。初步检查患肢活动正常，无骨折，足背动脉搏动减弱。

要求：请你在现场为患者（医学模拟人或模具）进行止血带止血，用绷带包扎伤口（不需要缝合），并回答问题。

考试时间：10分钟（含准备时间）

评分标准（总分10分）

一、操作前准备（2分）

1. 戴帽子、口罩（头发、鼻孔不外露）。（0.5分）

2. 观察患者意识状态、生命体征（口述）。（0.5分）

3. 物品准备：止血带、绷带、衬垫、无菌敷料、胶布等。（0.5分）

4. 告知患者操作目的和方法，嘱咐患者有不适反应时及时沟通（口述）。（0.5分）

二、操作过程（5.5分）

1. 迅速检查伤口长度及伤口周围皮肤情况（0.25分）。用止血带在左大腿中上段扎紧（0.5分）；止血带与皮肤之间加衬垫（纱布或棉垫等）（0.25分）；止血带松紧要合适（口述：以远端出血停止、不能摸到动脉搏动为宜）（0.5分）；记录止血带绑扎时间（0.5分）。

2. 止血后仔细观察伤口内有无异物。（0.5分）

3. 清洁伤口周围皮肤（0.5分）；无菌敷料覆盖伤口，随即压紧（0.5分）。

4. 胶布固定方法正确（垂直肢体长轴，固定2~3条，长度合适）（0.5分）

5. 以绷带加压包扎伤口（0.5分），方向、范围正确（绷带垂直肢体长轴围绕包扎，范围超过伤口长度）（0.5分）。

6. 包扎后松紧适宜。（0.5分）

三、操作后处理（0.5分）

操作结束后向患者告知结果及相关注意事项（口述）；整理所用物品，处理合规。（0.5分）

四、考官提问（1分）

开放性伤口伴活动性出血时，常用的止血方法有哪些？（答对1项得0.5分，满分1分）

答：1.加压包扎止血法；2.指压止血法；3.止血带止血法。

五、职业素质（1分）

1. 操作时动作较熟练、规范，不慌乱；具有爱伤意识。（0.5分）

2. 着装整洁，仪表端庄，举止大方，语言文明，认真细致，表现出良好的职业素质。（0.5分）

第五项　换药

金题峰向标 1

临床情景：男，45岁。阑尾切除术后7天，切口愈合良好，局部无红肿、渗出，需要拆线。

要求：请为患者（医学模拟人或模具）拆线（包括换药），并回答问题。

考试时间：10分钟（含准备时间）

评分标准（总分10分）

（违反无菌操作原则扣2分）

一、操作前准备（1.5分）

1. 戴帽子、口罩（头发、鼻孔不外露），洗手（口述）。（0.5分）

2. 物品准备：无菌盘（碗）2个、无菌纱布、无菌镊子2个、无菌手术剪刀、消毒棉球等。

（0.5分）

3.告知患者操作目的，取得配合（口述）。（0.5分）

二、操作过程（6分）

1.用手取下伤口外层敷料，用右手所持镊子取下内层敷料，取下的敷料放入盛放污染物品的弯盘内（0.5分）；检查伤口情况（0.5分）。

2.左手持镊子夹起带有消毒液的棉球，传递到右手所持镊子并夹牢（0.5分）；持镊子方法正确，尖端向下，传递棉球时左手高于右手（0.5分）。

3.右手持镊子用消毒棉球由内向外（0.5分）消毒伤口及周围3~5cm范围的皮肤（0.5分）。

4.一手持镊子夹住线头，轻轻向上提起（0.25分），将缝线由皮内拉出少许（0.25分）。

5.另一手用剪刀插进线结下空隙，紧贴针眼将缝线剪断（0.5分），持剪刀手法正确（0.5分）。

6.持镊子向剪断侧拉出缝线。（0.5分）

7.全部拆完后检查切口愈合情况（0.25分），重新消毒伤口及周围皮肤一次（0.25分）。

8.用无菌敷料覆盖伤口，以胶布固定。（0.5分）

三、操作后处理（0.5分）

操作结束后告知患者相关注意事项（口述）；整理所用物品，处理合规。（0.5分）

四、考官提问（1分）

请分别回答上腹部、颈部术后正常愈合伤口的拆线时间？

答：上腹部7~9天（0.5分），颈部4~5天（0.5分）。

五、职业素质（1分）

1.操作时动作较熟练、规范，不慌乱；具有爱伤意识。（0.5分）

2.着装整洁，仪表端庄，举止大方，语言文明，认真细致，表现出良好的职业素质。（0.5分）

金题峰向标 2

临床情景：男，25岁。背部皮下肿物切除术后。现切口愈合良好，无红肿、渗出，上级医师指示可拆线。

要求：请为患者（医学模拟人或模具）拆线（包括换药），并回答问题。

考试时间：10分钟（含准备时间）

评分标准（总分10分）

（违反无菌操作原则扣2分）

一、操作前准备（1.5分）

1.戴帽子、口罩（头发、鼻孔不外露），洗手（口述）。（0.5分）

2.物品准备：无菌盘（碗）2个、无菌纱布、无菌镊子2个、无菌手术剪刀、消毒棉球等。（0.5分）

3.告知患者操作目的，取得配合（口述）。（0.5分）

二、操作过程（6分）

1.用手取下伤口外层敷料，用右手所持镊子取下内层敷料，取下的敷料放入盛放污染物品的弯盘内（0.5分）；检查伤口情况（0.5分）。

2.左手持镊子夹起带有消毒液的棉球,传递到右手所持镊子并夹牢(0.5分);持镊子方法正确,尖端向下,传递棉球时左手高于右手(0.5分)。

3.右手持镊子用消毒棉球由内向外(0.5分)消毒伤口及周围3~5cm范围的皮肤(0.5分)。

4.一手持镊子夹住线头,轻轻向上提起(0.25分),将缝线由皮内拉出少许(0.25分)。

5.另一手用剪刀插进线结下空隙,紧贴针眼将缝线剪断(0.5分),持剪刀手法正确(0.5分)。

6.持镊子向剪断侧拉出缝线。(0.5分)

7.全部拆完后检查切口愈合情况(0.25分),重新消毒伤口及周围皮肤一次(0.25分)。

8.用无菌敷料覆盖伤口,以胶布固定。(0.5分)

三、操作后处理(0.5分)

操作结束后告知患者相关注意事项(口述);整理用后物品,处理合规。(0.5分)

四、考官提问(1分)

请分别回答下腹部、四肢关节部位术后正常愈合伤口的拆线时间?

答:下腹部6~7天(0.5分),四肢关节部位10~12天(0.5分)。

五、职业素质(1分)

1.操作时动作较熟练、规范,不慌乱;具有爱伤意识。(0.5分)

2.着装整洁,仪表端庄,举止大方,语言文明,认真细致,表现出良好的职业素质。(0.5分)

第六项　肌内注射、静脉注射、皮内注射

金题峰向标 1

临床情景:女,18岁。因鼻塞、流涕、咽干4天,发热1天就诊,T38.7℃,服用对乙酰氨基酚后四肢皮肤出现皮疹伴瘙痒,考虑药物过敏。须肌内注射抗过敏药苯海拉明(1ml:20mg)。

要求:请协助患者(医学模拟人或模具)取侧卧位行肌内注射(臀大肌),并回答问题。

考试时间:10分钟(含准备时间)

评分标准(总分10分)

(违反无菌操作原则扣2分)

一、操作前准备(2.5分)

1.戴帽子、口罩,洗手(口述)。(0.5分)

2.物品准备:2ml注射器、6~7号针头、棉签、消毒液、弯盘、无菌治疗巾、砂轮、注射单、锐器盒等。(0.5分)

3.按医嘱备药:检查药液并核对(0.5分);抽吸治疗药物,将针尖向上排尽空气(0.5分);并将抽好药液的注射器置于无菌治疗盘内备用,勿污染(0.5分)。

二、操作过程(4.5分)

1.将注射用物携至患者身旁,询问用药情况、过敏史(0.25分);解释肌内注射的目的、配合方法及注意事项(0.25分);观察注射部位皮肤情况(0.5分)。(口述)

2.协助患者取侧卧位，上腿伸直，下腿稍弯曲，注意保护患者隐私，暴露臀部（0.5分）；选择合适方法（十字法或连线法）确定臀大肌注射部位（0.5分）。

3.以注射点为中心向外螺旋式旋转消毒皮肤（0.5分），直径在5cm以上（0.5分）。

4.排尽注射器内空气，左手绷紧皮肤，右手持针（0.25分）；核对患者及药物信息（0.25分），无误后垂直快速刺入针梗的2/3长度（消瘦者酌减）（0.25分）；抽动活塞，无回血后缓推药液，密切观察患者反应（0.25分）。

5.注射完毕，用无菌干棉签轻压进针处，迅速拔针，按压片刻。（0.5分）

三、操作后处理（1分）

1.再次核对患者和药物信息；协助患者取舒适体位，并观察用药后反应，按规定记录。（口述，答对1项得0.25分，满分0.5分）

2.告知患者相关注意事项（口述）；整理用后物品，处理合规。（0.5分）

四、考官提问（1分）

肌内注射的注意事项有哪些？（答对1项得0.25分，满分1分）

答：1.严格执行无菌操作；2.定位准确，动作轻柔，避免损伤神经；3.回抽无血时才可注入药物；4.切勿将针头全部刺入，以免断针；5.须长期肌内注射者，应有计划地轮换注射部位，以免局部形成硬结。

五、职业素质（1分）

1.操作时动作较熟练、规范，不慌乱；具有爱伤意识。（0.5分）

2.着装整洁，仪表端庄，举止大方，语言文明，认真细致，表现出良好的职业素质。（0.5分）

金题峰向标 2

临床情景：女，20岁。因与家人吵架后突发双手抽搐、呈爪形2小时来诊。神志清，血钙1.48mmo/L。须立即静脉注射10%葡萄糖酸钙20ml治疗。

要求：请为患者（医学模拟人或模具）行静脉注射，并回答问题。

考试时间：10分钟（含准备时间）

评分标准（总分10分）

（违反无菌操作原则扣2分）

一、操作前准备（2.5分）

1.戴帽子、口罩，洗手（口述）。（0.5分）

2.物品准备：合适的无菌注射器、针头、棉签、消毒液、弯盘、无菌治疗巾、砂轮、注射单、锐器盒、止血带、垫枕等。（0.5分）

3.按医嘱备药：检查药液并核对（0.5分）；抽吸治疗药物，将针尖向上排尽空气（0.5分）；并将抽好药液的注射器置于无菌治疗盘内备用，勿污染（0.5分）。

二、操作过程（4.5分）

1.将注射用物携至患者身旁，询问用药情况、过敏史（0.25分）；解释静脉注射的目的、配合方法及注意事项（0.25分）；观察注射部位皮肤及血管情况（0.5分）。（口述）

2.协助患者取舒适体位，选择静脉，穿刺部位下铺垫枕、治疗巾（0.5分）；在穿刺点上方6cm处扎止血带（0.5分）。

3.以注射点为中心向外螺旋式旋转消毒皮肤，直径在5cm以上。（0.5分）

4.排尽注射器及针头内空气，嘱患者握拳，使静脉充盈，左手绷紧皮肤，右手持针，针头斜面向上并与皮肤呈15~30°角（0.5分）。核对患者及药物信息，无误后进行穿刺（0.5分）。

5.见回血后再顺静脉进针少许，松解止血带，嘱患者松开拳头，固定针头，缓慢推注药物（0.25分），并严密观察患者反应和局部情况（0.25分）。（口述）

6.注射完毕以干棉签轻压穿刺点及上方，快速拔针，再按压片刻，直至无出血。（0.5分）

三、操作后处理（1分）

1.再次核对患者和药物信息，协助患者取舒适体位，并观察用药后反应，按规定记录。（口述，答对1项得025分，满分0.5分）

2.告知患者相关注意事项（口述）；整理用后物品，处理合规。（0.5分）

四、考官提问（1分）

对组织有强烈刺激的药物在静脉注射过程中应注意哪些事项？

答：静脉注射对组织有强烈刺激的药物前，先注射少量生理盐水（0.5分），证实针头确在血管内，再推注药物，以防药液外溢导致组织坏死（0.5分）

五、职业素质（1分）

1.操作时动作较熟练、规范，不慌乱；具有爱伤意识。（0.5分）

2.着装整洁，仪表端庄，举止大方，语言文明，认真细致，表现出良好的职业素质。（0.5分）

金题峰向标 3

临床情景：男，32岁。因维生素B_{12}缺乏引起巨幼细胞贫血。须肌内注射维生素B_{12}治疗（1ml）。

要求：请协助患者（医学模拟人或模具）取侧卧位行肌内注射（臀大肌），并回答问题。

考试时间：10分钟（含准备时间）

评分标准（总分10分）

（违反无菌操作原则扣2分）

一、操作前准备（2.5分）

1.戴帽子、口罩，洗手（口述）。（0.5分）

2.物品准备：2ml注射器、6~7号针头、棉签、消毒液、弯盘、无菌治疗巾、砂轮、注射单、锐器盒等。（0.5分）

3.按医嘱备药：检查药液并核对（0.5分）；抽吸治疗药物，将针尖向上排尽空气（0.5分）；并将抽好药液的注射器置于无菌治疗盘内备用，勿污染（0.5分）。

二、操作过程（4.5分）

1.将注射用物携至患者身旁，询问用药情况、过敏史（0.25分）；解释肌内注射的目的、配合方法及注意事项（0.25分）；观察注射部位皮肤情况（0.5分）。（口述）

2.协助患者取侧卧位，上腿伸直，下腿稍弯曲，注意保护患者隐私，暴露臀部（0.5分）；选择合适方法（十字法或连线法）确定臀大肌注射部位（0.5分）。

3.以注射点为中心向外螺旋式旋转消毒皮肤（0.5分），直径在5cm以上（0.5分）。

4.排尽注射器内空气，左手绷紧皮肤，右手持针（0.25分）；核对患者及药物信息（0.25分），无误后垂直快速刺入针梗的2/3长度（消瘦者酌减）（0.25分）；抽动活塞，无回血后缓推药液，密切观察患者反应（0.25分）。

5.注射完毕，用无菌干棉签轻压进针处，迅速拔针，按压片刻。（0.5分）

三、操作后处理（1分）

1.再次核对患者和药物信息，协助患者取舒适体位，并观察用药后反应，按规定记录。（口述，答对1项得0.25分，满分0.5分）

2.告知患者相关注意事项（口述）；整理用后物品，处理合规。（0.5分）

四、考官提问（1分）

臀大肌注射的定位方法是什么？（回答一种即可）

答：1.十字法：自臀裂顶点向左或右作一水平线，然后从髂嵴最高点作垂直线，将一侧臀部分为4个象限，其外上象限（避开内角）为注射部位。

2.连线法：取髂前上棘与尾骨连线的外上1/3处为注射部位。

五、职业素质（1分）

1.操作时动作较熟练、规范，不慌乱；具有爱伤意识。（0.5分）

2.着装整洁，仪表端庄，举止大方，语言文明，认真细致，表现出良好的职业素质。（0.5分）

金题峰向标 4

临床情景：男，65岁。因突发低血糖反应，测末梢血糖2.0mmol/L，须静脉注射50%葡萄糖溶液20ml治疗。

要求：请为患者（医学模拟人或模具）行静脉注射，并回答问题。

考试时间：10分钟（含准备时间）

评分标准（总分10分）

（违反无菌操作原则扣2分）

一、操作前准备（2.5分）

1.戴帽子、口罩，洗手（口述）。（0.5分）

2.物品准备：合适的无菌注射器、针头、棉签、消毒液、弯盘、无菌治疗巾、砂轮、注射单、锐器盒、止血带、垫枕等。（0.5分）

3.按医嘱备药：检查药液并核对（0.5分）；抽吸治疗药物，将针尖向上排尽空气（0.5分）；并将抽好药液的注射器置于无菌治疗盘内备用，勿污染（0.5分）。

二、操作过程（4.5分）

1.将注射用物携至患者身旁，询问用药情况、过敏史（0.25分）；解释静脉注射的目的、配合方法及注意事项（0.25分）；观察注射部位皮肤及血管情况（0.5分）。（口述）

2.协助患者取舒适体位，选择静脉，穿刺部位下铺垫枕、治疗巾（0.5分）；在穿刺点上方6cm处扎止血带（0.5分）。

3.以注射点为中心向外螺旋式旋转消毒皮肤，直径在5cm以上。（0.5分）

4.排尽注射器及针头内空气，嘱患者握拳，使静脉充盈，左手绷紧皮肤，右手持针，针头斜面向上并与皮肤呈15~30°角（0.5分）。核对患者及药物信息，无误后进行穿刺（0.5分）。

5.见回血后再顺静脉进针少许，松解止血带，嘱患者松开拳头，固定针头，缓慢推注药物（0.25分），并严密观察患者反应和局部情况（0.25分）。（口述）

6.注射完毕以干棉签轻压穿刺点及上方，快速拔针，再按压片刻，直至无出血。（0.5分）

三、操作后处理（1分）

再次核对患者和药物信息，协助患者取舒适体位，并观察用药后反应，按规定记录。（口述，答对1项得0.25分，满分0.5分）

3.告知患者相关注意事项（口述）；整理用后物品，处理合规。（0.5分）

四、考官提问（1分）

静脉注射药物过程中有哪些注意事项？

答：根据病情及药物性质，掌握注入药物的速度（0.25分），并观察患者局部及全身反应（0.25分）；应注意防止药物外溢导致组织坏死（0.5分）。

五、职业素质（1分）

1.操作时动作较熟练、规范，不慌乱；具有爱伤意识。（0.5分）

2.着装整洁，仪表端庄，举止大方，语言文明，认真细致，表现出良好的职业素质。（0.5分）

第七项　导尿术

金题峰向标 1

临床情景：女，36岁。硬膜外麻醉下行阑尾切除术后12小时未排尿。查体：耻骨上区叩诊呈圆形浊音区。确诊为急性尿潴留。为缓解症状，须给予导尿。

要求：请为患者（医学模拟人或模具）导尿及保留导尿管，并回答问题。

考试时间：10分钟（含准备时间）

评分标准（总分10分）

（违反无菌操作原则扣2分）

一、操作前准备（1分）

1.戴帽子和口罩（头发、鼻孔不外露），洗手（口述）。（0.5分）

2.物品准备：导尿包、垫巾、无菌手套（备用）等。（0.5分）

二、操作过程（7分）

1.将导尿用物携至患者床旁，核对患者信息，评估病情（0.25分）。向患者解释导尿目的和方法，指导配合（0.25分）。（口述）

2.注意保护患者隐私（0.25分）；协助患者取平卧位，暴露外阴，臀下铺垫巾，注意保暖（0.25分）。

3.操作者立于患者右侧，打开导尿包，戴手套（0.25分）。一手持镊子以碘伏棉球擦洗外阴（阴阜及大阴唇），另一手拇、示指分开大阴唇，擦洗小阴唇及尿道口（0.25分）。自外向内，由上而下，依次消毒数次（0.25分）；脱去手套，用消毒液擦手或洗手（0.25分）。

4.戴无菌手套（0.5分）；铺无菌洞巾（0.5分）。

5.检查导尿管前端球囊有无破损（0.25分）。无菌石蜡油润滑导尿管，连接引流袋

（0.25分）。

6.一手分开并固定小阴唇，另一手用镊子夹碘伏棉球自上而下、由内向外分别消毒尿道口及小阴唇（0.5分）。最后尿道口加强消毒（0.5分）。

7.用无菌镊子夹持导尿管前端，对准尿道口，轻缓插入尿道。（0.5分）

8.插入尿道约4cm~6cm（0.25分），见尿液流出，再插入5~7cm（0.25分）。

9.一手固定导尿管，另一手持注射器向球囊内注入生理盐水10~20ml。（0.5分）

10.将导尿管轻轻向外拉，直至有阻力（0.5分）；放尿，撕开洞巾，将尿袋固定于床边（0.5分）。

三、操作后处理（0.5分）

操作结束后协助患者整理衣裤，告知其相关注意事项（口述）；整理物品，处理合规。（0.5分）

四、考官提问（0.5分）

若导尿管误入阴道后，应如何处理？

答：拔出尿管并更换，重新消毒后再对准尿道口插入导尿管。

五、职业素质（1分）

1.操作时动作较熟练、规范，不慌乱；具有爱伤意识。（0.5分）

2.着装整洁，仪表端庄，举止大方，语言文明，认真细致，表现出良好的职业素质。（0.5分）

金题峰向标 2

临床情景：男，62岁。硬膜外麻醉下行右侧腹股沟斜疝成形术后8小时未排尿。查体：耻骨上区叩诊呈圆形浊音区。确诊为急性尿潴留。为缓解症状，须给予导尿。

要求：请为患者（医学模拟人或模具）导尿及保留导尿管，并回答问题。

考试时间：10分钟（含准备时间）

评分标准（总分10分）

（违反无菌操作原则扣2分）

一、操作前准备（1分）

1.戴帽子和口罩（头发、鼻孔不外露），洗手（口述）。（0.5分）

2.物品准备：导尿包、垫巾、无菌手套（备用）等。（0.5分）

二、操作过程（7分）

1.将导尿用物携至患者床旁，核对患者信息，评估病情（0.25分）。向患者解释导尿目的和方法，指导配合（0.25分）。（口述）

2.注意保护患者隐私（0.25分）；协助患者取平卧位，暴露外阴，臀下铺垫巾，注意保暖（0.25分）

3.操作者立于患者右侧，打开导尿包，戴手套（0.25分）。一手持镊子夹碘伏棉球依次擦洗阴阜、阴茎、阴囊（0.25分）；另一手用纱布包裹阴茎略提起，然后依次消毒尿道口、龟头、冠状沟数次（0.25分）。消毒完毕脱去手套，用消毒液擦手或洗手（0.25分）。

4.戴无菌手套（0.5分）；铺无菌洞巾（0.5分）。

5.检查导尿管前端球囊有无破损（0.25分），无菌石蜡油润滑导尿管，连接引流袋

（0.25分）。

6.一手以无菌纱布包裹阴茎，另一手持镊子夹碘伏棉球依次消毒尿道口、龟头及冠状沟（0.25分）。最后尿道口加强消毒（0.25分）。

7.上提阴茎使其与腹壁呈60°角（0.25分）。用无菌镊子夹持导尿管前端，轻缓插入尿道（0.25分）。

8.插入尿道约20~22cm，见尿液流出，再插入5~7cm（0.5分）；动作轻、稳、准，如遇阻力应稍停片刻，嘱患者深呼吸后再缓缓插入尿管（0.5分）。

9.一手固定导尿管，另一手持注射器向球囊内注入生理盐水10~20ml。（0.5分）

10.将导尿管轻轻向外拉，直至有阻力（0.5分）；放尿，撕开洞巾，将尿袋固定于床边（0.5分）。

三、操作后处理（0.5分）

操作结束后协助患者整理衣裤，告知其相关注意事项（口述）；整理物品，处理合规。（0.5分）

四、考官提问（0.5分）

若膀胱高度膨胀，第一次放尿不超过多少毫升？

答：若膀胱高度膨胀，第一次放尿不超过1000ml。

五、职业素质（1分）

1.操作时动作较熟练、规范，不慌乱；具有爱伤意识。（0.5分）

2.着装整洁，仪表端庄，举止大方，语言文明，认真细致，表现出良好的职业素质。（0.5分）

第八项　四肢骨折现场急救外固定技术

金题峰向标 1

临床情景：男，35岁。骑电动车时不慎摔倒，右小腿疼痛难忍，无法站立、行走。现右小腿局部肿胀、畸形，皮肤无伤口。

要求：作为急救人员，请你利用夹板及绷带等材料，在现场为患者（医学模拟人）进行右小腿骨折的外固定，并回答问题。

考试时间：10分钟（含准备时间）

评分标准（总分10分）

一、操作前准备（1.5分）

1.观察患者意识状态、生命体征（口述）。（0.5分）

2.物品准备：夹板、绷带、衬垫等。（0.5分）

3.告知患者操作目的和配合方法，嘱咐患者在操作过程中如有不适反应及时沟通。（0.5分）

二、操作过程（5.5分）

1.检查患肢足部血运及感觉、运动情况（口述）。（0.5分）

2.患者仰卧，伤腿伸直。（0.5分）

3.将两块夹板平放于右小腿两侧（0.5分）；关节处与空隙部位之间放置衬垫（0.5分）。

4.夹板长度超过膝、踝关节（0.5分）；以绷带缠绕进行固定（环形法、蛇形法、螺旋形法等，可任选一种）（0.5分）。

5.先固定骨折部位的上、下两端，再分别固定大腿及膝、踝关节。（1分）

6.夹板固定松紧适度。（0.5分）

7.足部用绷带以"8"字形固定，使足部与小腿呈直角。（1分）

三、操作后处理（1分）

1.注意评估患者伤肢的末梢血运及感觉、运动情况（口述）。（0.5分）

2.告知患者注意观察局部症状变化，如有疼痛或肿胀加重及时通知医生（口述）。（0.5分）

四、考官提问（1分）

如为开放性骨折患者，现场实施外固定前应做哪些处理？

答：应先止血、包扎，再予以固定。

五、职业素质（1分）

1.操作时动作较熟练、规范，不慌乱；具有爱伤意识。（0.5分）

2.着装整洁，仪表端庄，举止大方，语言文明，认真细致，表现出良好的职业素质。（0.5分）

金题峰向标 2

临床情景：男，30岁。工作时不慎被倒塌的货架砸伤右前臂，疼痛剧烈，局部肿胀伴畸形，皮肤无伤口。

要求：作为现场急救人员，请使用夹板和三角巾为患者（医学模拟人）进行右前臂骨折的外固定，并回答问题。

考试时间：10分钟（含准备时间）

评分标准（总分10分）

一、操作前准备（1.5分）

1.观察患者意识状态、生命体征（口述）。（0.5分）

2.物品准备：三角巾、夹板、绷带、衬垫等。（0.5分）

3.告知患者操作目的和配合方法，嘱咐患者在操作过程中如有不适反应及时沟通。（0.5分）

二、操作过程（5.5分）

1.检查患肢手部血运及感觉、运动情况（口述）。（0.5分）

2.选择合适长度的夹板（超过肘关节至手掌长度）（0.25分）；用布料、棉花或毛巾等软物铺垫在夹板上（0.25分）。

3.用两块夹板分别放在患肢前臂的内、外侧（或一块夹板放在前臂外侧）（0.5分）；固定范围包括肘、腕关节（0.5分）；在手掌放好衬垫，使腕关节稍向背屈（0.5分）。

4.用绷带捆扎固定夹板上、下两端，或缠绕绷带固定夹板（0.5分）；绷带缠绕方法正确（环形法、蛇形法、螺旋形法等，可任选一种）（0.5分）。

5.夹板固定松紧适度。（0.5分）

6.三角巾尖端对准肘部、平端对准腕部（0.5分）；向上绕至颈后打结（0.5分）。

7.固定后肘部屈曲90°，手略高于肘。

三、操作后处理（1分）

1.注意患者伤肢的末梢血运及感觉、运动情况（口述）。（0.5分）

2.告知患者注意观察局部症状变化，如有疼痛或肿胀加重及时通知医生（口述）。（0.5分）

四、考官提问（1分）

四肢骨折的现场急救中，常用的外固定物有哪些？（答对1项得0.5分，满分1分）

答：1.夹板；2.可就地取材，以木板、竹竿、纸板等简易材料作为固定物；3.上臂可与躯干固定在一起，下肢可用健侧肢体作为固定物。

五、职业素质（1分）

1.操作时动作较熟练、规范，不慌乱；具有爱伤意识。（0.5分）

2.着装整洁，仪表端庄，举止大方，语言文明，认真细致，表现出良好的职业素质。（0.5分）

第九项　脊柱损伤患者的搬运

金题峰向标

临床情景：男，40岁。在家擦窗户玻璃时不慎坠落，腰部先着地，自诉腰部剧烈疼痛，下肢感觉消失、活动障碍，怀疑有腰椎损伤。

要求：作为急救人员，请你指挥并实施腰椎损伤患者（医学模拟人）的搬运（搬运至担架上并固定妥当即可），并回答问题。（现场提供硬质平板担架、捆绑带子）

考试时间：7分钟（含准备时间）

评分标准（总分7分）

一、搬运步骤（5分）

1.检查患者意识状态、生命体征。（0.5分）

2.物品准备：担架、捆绑带子等。（0.5分）

3.告知患者配合的方法及相关注意事项（口述）。（0.5分）

4.使患者双下肢伸直，双上肢伸直放于身旁，担架放在患者一侧。（0.5分）

5.三人或四人施以平托法使患者平稳转移到担架上（或采用滚动法使患者保持平直状态，躯干形成一整体滚动至担架上）。（选一种方法即可，1分）

6.必须保持脊柱伸直位，不能屈曲或扭转躯干。（1分）

7.用捆绑带子将患者固定在担架上（一般用四条带子：胸-肱骨水平，前臂-腰水平，大腿水平，小腿水平，各一条带子将患者绑在硬质担架上），使患者不能左右转动；快速平稳地运送患者。（1分）

二、考官提问（1分）

脊柱损伤的患者在搬运时为什么不能屈曲或扭转躯干？

答：搬运时如果屈曲或扭转躯干可能会加重损伤，甚至损伤脊髓发生截瘫。

三、职业素质（1分）

1.操作时动作较熟练、规范，不慌乱；具有爱伤意识。（0.5分）

2.着装整洁，仪表端庄，举止大方，语言文明，认真细致，表现出良好的职业素质。（0.5分）

第十项　刷牙指导（改良Bass刷牙法）

金题峰向标

临床情景：男，50岁。因长期吸烟导致口腔异味、牙面黄。为改善其口腔卫生，乡村医生对其进行正确刷牙方法的指导。

要求：请讲解、示范改良Bass刷牙法的操作要领及注意事项。（在刷牙模型上操作）

考试时间：3分钟（含准备时间）

评分标准（总分3分）

一、操作过程（2.5分）

1.将刷头置于牙颈部，刷毛指向牙根方向（上颌牙向上，下颌牙向下），刷毛与牙长轴大约呈45°角，轻微加压，使部分刷毛进入牙龈沟内，部分刷毛置于牙龈上。（0.5分）

2.从后牙颊侧开始，以2~3颗牙为一组，用短距离水平颤动的动作在同一部位往返数次，然后向牙冠方向转动，拂刷颊面。再将牙刷移至下一组2~3颗牙的部位，注意与前一组部位保持有重叠的区域，继续刷下一个部位。刷完颊面后再以同样的方法刷后牙的舌面。（0.5分）

3.刷上前牙舌面时，将刷头竖放在舌侧牙面上，使前部刷毛接触牙龈缘，自上而下拂刷。刷下前牙舌面时，自下而上拂刷。（0.5分）

4.刷咬合面时，刷毛指向咬合面，稍用力做前后来回拂刷。（0.5分）

5.告知该村民要按照一定顺序刷牙，每个牙面都要刷到，不能遗漏。每次刷牙时间至少2分钟。每天至少早、晚各刷牙1次，晚上睡前刷牙更重要。（口述，0.5分）

二、职业素质（0.5分）

边讲解边操作，要点讲解清晰，示范动作规范。

第四考站　公共卫生基本操作

第一节　卫生处理操作

一、喷洒消毒

喷洒消毒是指用普通喷雾器喷洒消毒液进行表面消毒的处理方法。各种农用和医用喷雾器均可用于喷洒消毒。

（一）适用范围

喷洒消毒法适用于对物体（品）表面、室内墙面和地面、室外建筑物和帐篷表面、地面、车辆外表面、装备及植被等实施消毒。

（二）使用要求及注意事项

1.喷洒应先从足下喷洒，开辟无害化通道至操作端点，而后按先上后下、先左后右的顺序依次喷洒。

2.喷洒有刺激性或腐蚀性的消毒剂时，消毒人员应配戴防护口罩、手套，穿防护服、胶鞋。

3.室内喷洒时，喷前将食品、衣被及其他不需要消毒的物品收叠放好，或用塑料膜覆盖防湿。

4.室外喷洒时，消毒人员应站在上风向。

（三）常用喷雾器的操作

1.手动压缩喷雾器的特点和作用

手动压缩喷雾器重量轻，容量较大，操作简单，使用方便；喷头可调成线状或雾状，可根据喷洒部位的需要，增加喷杆长度。

2.操作方法

（1）安装：按照使用说明书将各部分装合，安装时注意各部位的位置。塑料喷雾器各连接部位不能旋得过紧以免破裂。

（2）试喷：在液桶内加少量清水，打气到一定压力后试喷。检查各连接处有无漏气、漏水，喷雾是否正常。

（3）装药液：将配好的药液过滤后倒入桶内。药液不能超过标准线，以保持桶内有一定的空间储藏压缩气体。

（4）打气：装好泵体并旋紧，使之不漏气、不漏水，即可打气。有的喷雾器压力达到一定程度自动排气，没有排气设备的喷雾器，气压不宜太足。

（5）喷雾：雾滴大小与压力强度有关，可根据杀灭对象和环境，调整喷头进行喷洒。

3.维护保养

（1）作业完毕，应将桶内余气放掉，药液倒出，桶内及打气筒用清水清洗，并清洗喷雾软管、喷杆和喷头。

（2）清除并抹干喷雾器表面的灰尘、污物、药液和水。

（3）放置在阴凉干燥、通风的地方。

（4）如较长时间不使用，则应将喷杆、软管卸下，各连接部位擦抹少量润滑油，包装存放。

（四）含氯消毒剂喷洒消毒

含氯消毒剂是指在水中能产生具有杀菌活性的次氯酸的一类化学消毒剂，属高效消毒剂，具有广谱、高效、低毒、有强烈的刺激性气味、对金属有腐蚀性、对织物有漂白作用、消毒效果受有机物影响很大、消毒液不稳定等特点。

1.常用的含氯消毒剂有"84"消毒液，含有效氯5%（W/W）；漂白粉精（泡腾片），含有效氯80%（W/W）；二氯异氰尿酸，含有效氯60%（W/W）；三氯异氰尿酸，含有效氯85%~90%（W/W）。常用含氯消毒剂的剂型：片剂、粉剂、颗粒剂和水剂。

2.消毒剂量：对一般污染的物品表面，用1000mg/L的消毒液均匀喷洒，作用30分钟以上；对被经血传播病原体、结核杆菌等污染表面的消毒，用含有效氯2000mg/L的消毒液均匀喷洒，作用60分钟以上。

3.注意事项

（1）片剂、粉剂、颗粒剂应于阴凉处避光、防潮、密封保存；水剂应于阴凉处避光、密闭保存。消毒液应现配现用。

（2）使用时应戴手套和口罩，避免高浓度消毒剂接触皮肤和吸入呼吸道，如消毒剂不慎接触眼睛，应立即用水冲洗，严重者应就医。

（3）消毒时若存在大量有机物，应提高使用浓度或延长作用时间。

（4）喷洒后有强烈的刺激性气味，人员应离开现场。

金题峰向标1

情景：2019年12月14日，某乡小学发生流行性感冒疫情，为控制疫情的发展，当地乡卫生院工作人员对该小学有病例的教室进行消毒。

要求：请现场量取含有效氯1000mg/L的消毒液2L，并演示对物体表面喷洒消毒的全过程。（注：考生脱掉自穿工作服等）

考试时间：8分钟（含准备时间）。

评分标准（总分10分）

一、操作过程（9分）（考官提醒：考生脱掉自穿工作服等）

1.穿工作服、胶靴（或鞋套），戴手套。（0.5分）

2.试喷：在喷雾器中加少量清水，打气到一定压力后试喷（0.5分），检查各连接处有无漏气、漏水，喷雾是否正常，结束后倒出清水（0.5分）。（1分）

3.量取含有效氯1000mg/L的消毒液2L，倒入喷雾器中。（1分）

4.旋紧加药口，使之不漏气。（1分）

5.给喷雾器打气。（1分）

6.对拟消毒的物体表面喷洒消毒（0.5分）。顺序为自上而下、从左至右（0.5分），不能有消毒空白（0.5分）。（1.5分）

7.放掉喷雾器桶内余气，倒出药液。（0.5分）

8.用清水清洗喷雾器桶内及打气筒，并打气喷出清水，倒出清水。（0.5分）

9.用抹布擦干喷雾器表面。（0.5）

10.脱去工作服、手套、胶靴（或鞋套）。（0.5分）

11.清洗、消毒双手（用手消毒剂或酒精棉球擦拭双手）。（0.5分）

12.填写《疫点消毒工作记录表》。（0.5分）

二、职业素质（1分）

1.流程合理，操作规范，认真细致。（0.5分）

2.爱护物品及器械，操作结束后规范整理使用过的物品及器械。（0.5分）

金题峰向标 2

情景：2011年11月18日，某幼儿园暴发麻疹疫情，为控制疫情的发展，当地乡卫生院工作人员对幼儿园进行消毒。

要求：请现场量取含有效氯1500mg/L的消毒液2L，并演示对幼儿园课桌椅喷洒消毒的全过程。（注：考生须脱掉自穿工作服等）

考试时间：8分钟（含准备时间）

评分标准（总分10分）

一、操作过程（9分）（考官提醒：考生脱掉自穿工作服等）

1.穿工作服、胶靴（或鞋套），戴手套。（0.5分）

2.试喷：在喷雾器中加少量清水，打气到一定压力后试喷（0.5分），检查各连接处有无漏气、漏水，喷雾是否正常，结束后倒出清水（0.5分）。（1分）

3.量取含有效氯1500mg/L的消毒液2L，倒入喷雾器中。（1分）

4.旋紧加药口，使之不漏气。（1分）

5.给喷雾器打气。（1分）

6.对拟消毒的物体表面喷洒消毒（0.5分）。顺序为自上而下、从左至右（0.5分），不能有消毒空白（0.5分）。（1.5分）

7.放掉喷雾器桶内余气，倒出药液。（0.5分）

8.用清水清洗喷雾器桶内及打气筒，并打气喷出清水，倒出清水。（0.5分）

9.用抹布擦干喷雾器表面。（0.5分）

10.脱去工作服、手套、胶靴（或鞋套）。（0.5分）

11.清洗、消毒双手（用手消毒剂或酒精棉球擦拭双手）。（0.5分）

12.填写《疫点消毒工作记录表》。（0.5分）

二、职业素质（1分）

1.流程合理，操作规范，认真细致。（0.5分）

2.爱护物品及器械，操作结束后规范整理使用过的物品及器械。（0.5分）

金题峰向标 3

情景：2019年12月27日，为保障幼儿身体健康，某乡卫生院工作人员对某幼儿园进行预防性消毒。

要求：请现场量取含有效氯500mg/L的消毒液2L，并演示喷洒消毒的全过程。

（注：考生须脱掉自穿工作服等）

考试时间：8分钟（含准备时间）

评分标准（总分10分）

一、操作过程（9分）（考官提醒：考生脱掉自穿工作服等）

1.穿工作服、胶靴（或鞋套），戴手套。（0.5分）

2.试喷：在喷雾器中加少量清水，打气到一定压力后试喷（0.5分），检查各连接处有无漏气、漏水，喷雾是否正常，结束后倒出清水（0.5分）。（1分）

3.量取含有效氯500mg/L的消毒液2L倒入喷雾器中。（1分）

4.旋紧加药口，使之不漏气。给喷雾器打气。（1分）

6.对拟消毒的物体表面喷洒消毒（0.5分）。顺序为自上而下（0.5分）、从左至右（0.5分），不能有消毒空白（0.5分）。（2分）

7.放掉喷雾器桶内余气，倒出药液。（0.5分）

8.用清水清洗喷雾器桶内及打气筒，并打气喷出清水，倒出清水。（0.5分）

9.用抹布擦干喷雾器表面。（0.5分）

10.脱去工作服、手套、胶靴（或鞋套）。（0.5分）

11.清洗双手（用手消毒剂或酒精棉球擦拭双手）。（0.5分）

二、职业素质（1分）

1.流程合理，操作规范，认真细致。（0.5分）

2.爱护物品及器械，操作结束后规范整理使用过的物品及器械。（0.5分）

金题峰向标 4

情景：2019年9月23日，某幼儿园发生手足口病疫情，为控制疫情的发展，当地乡卫生院工作人员对幼儿园活动室进行消毒。

要求：请现场量取含有效氯1000mg/L的消毒液2L，并演示对幼儿园活动室物体表面喷洒消毒的全过程。（注：考生须脱掉自穿工作服等）

考试时间：8分钟（含准备时间）

评分标准（总分10分）

一、操作过程（9分）（考官提醒：考生脱掉自穿工作服等）

1.穿工作服、胶靴（或鞋套），戴手套。（0.5分）

2.试喷：在喷雾器中加少量清水，打气到定压力后试喷（0.5分），检查各连接处有无漏气、漏水，喷雾是否正常，结束后倒出清水（0.5分）。（1分）

3.量取含有效氯1000mg/L的消毒液2L倒入喷雾器中。（1分）

4.旋紧加药口，使之不漏气。

5.给喷雾器打气。（1分）

6.对拟消毒的物体表面喷洒消毒（0.5分）。顺序为自上而下、从左至右（0.5分），不能有消毒空白（0.5分）。（1.5分）

7.放掉喷雾器桶内余气，倒出药液。（0.5分）

8.用清水清洗喷雾器桶内及打气筒，并打气喷出清水，倒出清水。（0.5分）

9.用抹布擦干喷雾器表面。（0.5分）

10.脱去工作服、手套、胶靴（或鞋套）。（0.5分）

11.清洗、消毒双手（用手消毒剂或酒精棉球擦拭双手）。（0.5分）

12.填写《疫点消毒工作记录表》。（0.5分）

二、职业素养（1分）

1.流程合理，操作规范，认真细致。（0.5分）

2.爱护物品及器械，操作结束后规范整理使用过的物品及器械。（0.5分）

金题峰向标 5

情景：2019年10月8日，某乡小学发生诺如病毒感染疫情，为控制疫情的发展，当地乡卫生院工作人员对小学进行消毒。

要求：请现场量取含有效氯2000mg/L的消毒液2L，并演示对教室物体表面喷洒消毒的全过程。（注：考生脱掉自穿工作服等）

考试时间：8分钟（含准备时间）

评分标准（总分10分）

一、操作过程（9分）（考官提醒：考生脱掉自穿工作服等）

1.穿工作服、胶靴（或鞋套），戴手套。（0.5分）

2.试喷：在喷雾器中加少量清水，打气到一定压力后试喷（0.5分），检查各连接处有无漏气、漏水，喷雾是否正常，结束后倒出清水（0.5分）。（1分）

3.量取含有效氯2000mg/L的消毒液2L倒入喷雾器中。（1分）

4.旋紧加药口，使之不漏气。（1分）

5.给喷雾器打气。（1分）

6.对拟消毒的物体表面喷洒消毒（0.5分）。顺序为自上而下、从左至右（0.5分），不能有消毒空白（0.5分）。（1.5分）

7.放掉喷雾器桶内余气，倒出药液。（0.5分）

8.用清水清洗喷雾器桶内及打气筒，并打气喷出清水，倒出清水。（0.5分）

9.用抹布擦干喷雾器表面。（0.5分）

10.脱去工作服、手套、胶靴（或鞋套）。（0.5分）

11.清洗、消毒双手（用手消毒剂或酒精棉球擦拭双手）。（0.5分）

12.填写《疫点消毒工作记录表》。（0.5分）

二、职业素养（1分）

1.流程合理，操作规范，认真细致。（0.5分）

2.爱护物品及器械，操作结束后规范整理使用过的物品及器械。（0.5分）

二、浸泡消毒

浸泡消毒是指将待消毒物品全部浸没于消毒剂溶液内进行消毒的处理方法。

（一）适用范围

适用于对耐湿器械、玻璃器皿、餐（饮）具、生活用具及衣物等实施消毒。

（二）使用要求及注意事项

1.对导管类物品应使管腔内同时充满消毒剂溶液。消毒至要求的作用时间后，应及时取出消毒物品用清水或无菌水清洗，去除残留消毒剂。

2.对沾染污物的物品应洗去污垢后再浸泡消毒。

3.使用可连续浸泡消毒的消毒液时，消毒物品或器械应洗净沥干后再放入消毒液中。

（三）消毒处理

1.含氯消毒剂：对被细菌繁殖体污染的物品消毒，用含有效氯500mg/L的消毒液浸泡10分钟以上；对被经血传播病原体、分枝杆菌和细菌芽孢污染物品的消毒，用含有效氯2000~5000mg/L的消毒液浸泡30分钟以上。

2.戊二醛：戊二醛消毒液为无色的透明液体，无沉淀物，有刺激性气味，戊二醛含量范围为2.0%~2.5%。加pH调节剂前，戊二醛消毒剂的pH应在3.5~4.5，加pH调节剂后，戊二醛消毒剂使用液的pH应在7.5~8.0。戊二醛主要用于医疗器械的浸泡消毒和灭菌。

（1）使用方法

①消毒剂的配制：使用前应加入防锈剂（1L戊二醛加5g亚硝酸钠）和pH调节剂（碳酸氢钠），充分混匀，用pH试纸测戊二醛消毒剂的酸碱度，pH应在7.5~8.0之间。

②待消毒器械的清洗处理：污染的器械在消毒处理前应充分清洗干净并干燥；新启用的手术器械在消毒处理前应除去油污及保护膜，再用洗涤剂清洗去除油脂，并干燥。

③医疗器械的浸泡消毒：将待消毒的器械放入2.0%~2.5%戊二醛消毒液中浸泡，使其完全淹没，消毒容器加盖，常温下作用60分钟，取出后用无菌水冲洗干净，无菌纱布擦干，放入无菌器械盒内待用。

（2）注意事项

①戊二醛对皮肤和黏膜有刺激性，对人有毒性，戊二醛消毒剂使用液对眼睛有严重的伤害。应在通风良好处配制、使用，必要时，使用场所应有排风设备。操作时注意个人防护，戴防护口罩、防护手套和防护眼镜，如使用处空气中戊二醛浓度过高，建议配备自给式呼吸器（正压式防护面具）。如不慎接触，应立即用清水连续冲洗，如伤及眼睛应及早就医。

②用于浸泡器械的容器，必须洁净、加盖，使用前须先经消毒处理。

③在常温条件下，加入碳酸氢钠和亚硝酸钠后的戊二醛消毒液最多可连续使用14天。连续使用过程中，应加强日常监测，掌握其浓度变化，戊二醛浓度低于1.8%时应停止使用。

④消毒后的医疗器械以无菌方式取出，用无菌蒸馏水反复冲洗干净，再用无菌纱布等擦干后使用。

⑤用内镜清洗消毒机进行消毒处理时，所用的内镜清洗消毒机必须符合相关标准的规定。

⑥对醛类过敏的操作人员禁用。

⑦不能用于注射针头、手术缝合线及棉线类物品的消毒。

金题峰向标 1

情景：为保障幼儿身体健康，2018年8月26日，当地乡卫生院工作人员对某幼儿园的玩具进行预防性消毒。

要求：请现场量取含有效氯500mg/L的消毒液3L，并演示对玩具浸泡消毒的全过程。

（注：考生须脱掉自穿工作服等）

考试时间：8分钟（含准备时间）

评分标准（总分10分）

一、操作过程（9分）（考官提醒：考生脱掉自穿工作服等）

1.穿工作服、戴手套。（1分）

2.量取含有效氯500mg/L的消毒液3L倒入容器中。（1分）

3.将玩具浸没在消毒液中。（1.5分）

4.容器加盖。（1分）

5.（考官提示：消毒时间到）取出玩具（0.5分），用自来水冲洗干净（1分）。（1.5分）

6.倒掉容器中的消毒液，容器用自来水冲洗干净。（1分）

7.脱去工作服、手套。（1分）

8.清洗双手（用手消毒剂或酒精棉球擦拭双手）。（1分）

二、职业素质（1分）

1.流程合理，操作规范，认真细致。（0.5分）

2.爱护物品，操作结束后规范整理使用过的物品。（0.5分）

金题峰向标 2

情景：为保障幼儿身体健康，2018年8月28日，当地乡卫生院工作人员对某幼儿园的餐具进行预防性消毒。

要求：请现场量取含有效氯500mg/L的消毒液3L，并演示对餐具浸泡消毒的全过程。

（注：考生须脱掉自穿工作服等）

考试时间：8分钟（含准备时间）

评分标准（总分10分）

一、操作过程（9分）（考官提醒：考生脱掉自穿工作服等）

1.穿工作服、戴手套。（1分）

2.量取含有效氯500mg/L的消毒液3L倒入容器中。（1分）

3.将餐具浸没在消毒液中。（1.5分）

4.容器加盖。（1分）

5.（考官提示：消毒时间到）取出餐具（0.5分），用自来水冲洗干净（1分）。（1.5分）

6.倒掉容器中的消毒液，容器用自来水冲洗干净。（1分）

7.脱去工作服、手套。（1分）

8.清洗双手（用手消毒剂或酒精棉球擦拭双手）。（1分）

二、职业素质（1分）

1.流程合理，操作规范，认真细致。）（0.5分）

2.爱护物品，操作结束后规范整理使用过的物品。（0.5分）

金题峰向标 3

情景：2018年9月18日，某幼儿园发生诺如病毒感染疫情，为控制疫情的发展，当地乡卫生院工作人员对幼儿用过的玩具进行消毒。

要求：请现场量取含有效氯1500mg/L的消毒液3L，并演示对玩具浸泡消毒的全过程。

（注：考生须脱掉自穿工作服等）

考试时间：8分钟（含准备时间）

评分标准（总分10分）

一、操作过程（9分）（考官提醒：考生脱掉自穿工作服等）

1.穿工作服、戴手套。（1分）

2.量取含有效氯1500mg/L的消毒液3L倒入容器中。（1分）

3.将玩具浸没在消毒液中。（1分）

4.容器加盖。（1分）

5.（考官提示：消毒时间到）取出玩具，用自来水冲洗干净。（1分）

6.倒掉容器中的消毒液，容器用自来水冲洗干净。（1分）

7.脱去工作服、手套。（1分）

8.清洗、消毒双手（用手消毒剂或酒精棉球擦拭双手）。（1分）

9.填写《疫点消毒工作记录表》。（1分）

二、职业素质（1分）

1.流程合理，操作规范，认真细致。（0.5分）

2.爱护物品，操作结束后规范整理使用过的物品。（0.5分）

金题峰向标 4

情景：2019年4月10日，某幼儿园发生手足口病疫情，为控制疫情的发展，当地乡卫生院工作人员对幼儿用过的餐具进行消毒。

要求：请现场量取含有效氯200mg/L的消毒液3L，并演示对餐具浸泡消毒的全过程。

（注：考生须脱掉自穿工作服等）

考试时间：8分钟（含准备时间）

评分标准（总分10分）

一、操作过程（9分）（考官提醒：考生脱掉自穿工作服等）

1.穿工作服、戴手套。（1分）

2.量取含有效氯2000mg/L的消毒液3L倒入容器中。（1分）

3.将餐具浸没在消毒液中。（1分）

4.容器加盖。（1分）

5.（考官提示：消毒时间到）取出餐具，用自来水冲洗干净。（1分）

6.倒掉容器中的消毒液，容器用自来水冲洗干净。（1分）

7.脱去工作服、手套。（1分）

8.清洗、消毒双手（用手消毒剂或酒精棉球擦拭双手）。（1分）

9.填写《疫点消毒工作记录表》。（1分）

二、职业素质（1分）

1.流程合理，操作规范，认真细致。（0.5分）

2.爱护物品，操作结束后规范整理使用过的物品。（0.5分）

金题峰向标 5

情景：2019年4月20日，某村一个建筑工地发生细菌性痢疾疫情，为控制疫情的发展，乡村医生对建筑工人用过的餐具进行消毒。

要求：请现场量取含有效氯1500mg/L的消毒液3L，并演示对餐具浸泡消毒的全过程。（注：考生须脱掉自穿工作服等）

考试时间：8分钟（含准备时间）

评分标准（总分10分）

一、操作过程（9分）（考官提醒：考生脱掉自穿工作服等）

1.穿工作服、戴手套。（1分）

2.量取含有效氯1500mg/L的消毒液3L倒入容器中。（1分）

3.将餐具浸没在消毒液中。（1分）

4.容器加盖。（1分）

5.（考官提示：消毒时间到）取出餐具，用自来水冲洗干净。（1分）

6.倒掉容器中的消毒液，容器用自来水冲洗干净。（1分）

7.脱去工作服、手套。（1分）

8.清洗、消毒双手（用手消毒剂或酒精棉球擦拭双手）。（1分）

9.填写《疫点消毒工作记录表》。（1分）

二、职业素质（1分）

1.流程合理，操作规范，认真细致。（0.5分）

2.爱护物品，操作结束后规范整理使用过的物品。（0.5分）

金题峰向标 6

情景：2020年4月14日，某乡一家企业发生伤寒疫情，为控制疫情的发展，当地乡卫生院工作人员对工人用过的餐具进行消毒。

要求：请现场量取含有效氯2000mg/L的消毒液3L，并演示对餐具浸泡消毒的全过程。（注：考生须脱掉自穿工作服等）

考试时间：8分钟（含准备时间）

评分标准（总分10分）

一、操作过程（9分）（考官提醒：考生脱掉自穿工作服等）

1.穿工作服、戴手套。（1分）

2.量取含有效氯2000mg/L的消毒液3L倒入容器中。（1分）

3.将餐具浸没在消毒液中。（1分）

4.容器加盖。（1分）

5.（考官提示：消毒时间到）取出餐具，用自来水冲洗干净。（1分）

6.倒掉容器中的消击液，容器用自来水冲洗干净。（1分）

7.脱去工作服、手套。（1分）

8.清洗、消毒双手（用手消毒剂或酒精棉球擦拭双手）。（1分）

9.填写《疫点消毒工作记录表》（1分）

二、职业素质（1分）

1.流程合理，操作规范，认真细致。（0.5分）

2.爱护物品，操作结束后规范整理使用过的物品。（0.5分）

金题峰向标 7

情景：2020年4月14日，某村卫生室因当地发生水灾停电，使用过的镊子只能用2%戊二醛浸泡消毒。

要求：请现场量取2%戊二醛消毒液2L，并演示镊子浸泡消毒的全过程。（注：考生须脱掉自穿工作服等）

考试时间：8分钟（含准备时间）

评分标准（总分10分）

一、操作过程（9分）（考官提醒：考生脱掉自穿工作服等）

1.穿工作服，戴帽子、口罩、手套。（1分）

2.量取2%戊二醛消毒液2L，倒入消毒器械盒。（1分）

3.将使用过的镊子清洗干净，并擦干。（1分）

4.将镊子浸没在消毒液中。（1分）

5.消毒器械盒加盖。（0.5分）

6.（考官提示：消毒时间到）无菌操作取出镊子，用无菌蒸馏水冲洗干净。（1分）

7.冲洗干净的镊子用无菌纱布擦干放入无菌器械盒内备用。（1分）

8.倒掉容器中的消毒液，容器用自来水冲洗干净。（1分）

9.脱去工作服、帽子、口罩、手套。（1分）

10.清洗双手（用手消毒剂或酒精棉球擦拭双手）。（0.5分）

二、职业素质（1分）

1.流程合理，操作规范，认真细致。（0.5分）

2.爱护物品，操作结束后规范整理使用过的物品。（0.5分）

金题峰向标 8

情景：2019年12月23日，某乡村医生对1名被狗咬伤者进行伤口清创，结束后用2%戊二醛对使用过的剪刀进行浸泡消毒。

要求：请现场量取2%戊二醛消毒液2L，并演示剪刀浸泡消毒的全过程。（注：考生须脱掉自穿工作服等）

考试时间：8分钟（含准备时间）

评分标准（总分10分）

一、操作过程（9分）（考官提醒：考生脱掉自穿工作服等）

1.穿工作服，戴帽子、口罩、手套。（1分）

2.量取2%戊二醛消毒液2L，倒入消毒器械盒。（1分）

3.将使用过的剪刀清洗干净，并擦干。（1分）

4.将剪刀浸没在消毒液中。（1分）

5.消毒器械盒加盖。（0.5分）

6.（考官提示：消毒时间到）无菌操作取出剪刀，用无菌蒸馏水冲洗干净。（1分）

7.冲洗干净的剪刀用无菌纱布擦干放入无菌器械盒内备用。（1分）

8.倒掉容器中的消毒液，容器用自来水冲洗干净。（1分）

9.脱去工作服、帽子、口罩、手套。（1分）

10.清洗双手（用手消毒剂或酒精棉球擦拭双手）。（0.5分）

二、职业素质（1分）

1.流程合理，操作规范，认真细致。（0.5分）

2.爱护物品，操作结束后规范整理使用过的物品。（0.5分）

金题峰向标 9

情景：2020年1月15日，某山区石场发生伤人事件。乡村医生对伤者进行清创包扎，结束后用2%戊二醛对使用过的剪刀进行浸泡消毒。

要求：请现场量取2%戊二醛消毒液2L，并演示剪刀浸泡消毒的全过程。（注：考生须脱掉自穿工作服等）

考试时间：8分钟（含准备时间）

评分标准（总分10分）

一、操作过程（9分）（考官提醒：考生脱掉自穿工作服等）

1.穿工作服，戴帽子、口罩、手套。（1分）

2.量取2%戊二醛消毒液2L，倒入消毒器械盒。（1分）

3.将使用过的剪刀清洗干净，并擦干。（1分）

4.将剪刀浸没在消毒液中。（1分）

5.消毒器械盒加盖。（0.5分）

6.（考官提示：消毒时间到）无菌操作取出剪刀，用无菌蒸馏水冲洗干净。（1分）

7.冲洗干净的剪刀用无菌纱布擦干放入无菌器械盒内备用。（1分）

8.倒掉容器中的消毒液，容器用自来水冲洗干净。（1分）

9.脱去工作服、帽子、口罩、手套。（1分）

10.清洗双手（用手消毒剂或酒精棉球擦拭双手）。（0.5分）

二、职业素质（1分）

1.流程合理，操作规范，认真细致。（0.5分）

2.爱护物品，操作结束后规范整理使用过的物品。（0.5分）

金题峰向标 10

情景：2020年3月18日，某乡村医生为1名伤者换药。结束后用2%戊二醛对使用过的镊子进行浸泡消毒。

要求：请现场量取2%戊二醛消毒液2L，并演示镊子浸泡消毒的全过程。（注：考生须脱掉自穿工作服等）

考试时间：8分钟（含准备时间）

评分标准（总分10分）

一、操作过程（9分）（考官提醒：考生脱掉自穿工作服等）

1.穿工作服，戴帽子、口罩、手套。（1分）

114

2.量取2%戊二醛消毒液2L，倒入消毒器械盒。（1分）

3.将使用过的镊子清洗干净，并擦干。（1分）

4.将镊子浸没在消毒液中。（1分）

5.消毒器械盒加盖。（0.5分）

6.（考官提示：消毒时间到）无菌操作取出镊子，用无菌蒸馏水冲洗干净。（1分）

7.冲洗干净的镊子用无菌纱布擦干放入无菌器械盒内备用。（1分）

8.倒掉容器中的消毒液，容器用自来水冲洗干净（1分）。

9.脱去工作服、帽子、口罩、手套。（1分）

10.清洗双手（用手消毒剂或酒精棉球擦拭双手）。（0.5分）

二、职业素质（1分）

1.流程合理，操作规范，认真细致。（0.5分）

2.爱护物品，操作结束后规范整理使用过的物品。（0.5分）

金题峰向标 11

情景：2020年3月18日，某农民劳动时不小心被农具割伤。乡村医生对伤者进行清创包扎，结束后用2%戊二醛对使用过的剪刀进浸泡消毒。

要求：请现场量取2%戊二醛消毒液2L，并演示剪刀浸泡消毒的全过程。（注：考生须脱掉自穿工作服等）

考试时间：8分钟（含准备时间）

评分标准（总分10分）

一、操作过程（9分）（考官提醒：考生脱掉自穿工作服等）

1.穿工作服，戴帽子、口罩、手套。（1分）

2.量取2%戊二醛消毒液2L，倒入消毒器械盒。（1分）

3.将使用过的剪刀清洗干净，并擦干。（1分）

4.将剪刀浸没在消毒液中。（1分）

5.消毒器械盒加盖。（0.5分）

6.（考官提示：消毒时间到）无菌操作取出剪刀，用无菌蒸馏水冲洗干净。（1分）

7.冲洗干净的剪刀用无菌纱布擦干放入无菌器械盒内备用。（1分）

8.倒掉容器中的消毒液，容器用自来水冲洗干净。（1分）

9.脱去工作服、帽子、口罩、手套。（1分）

10.清洗双手（用手消毒剂或酒精棉球擦拭双手）。（0.5分）

二、职业素质（1分）

1.流程合理，操作规范，认真细致。（0.5分）

2.爱护物品，操作结束后规范整理使用过的物品。（0.5分）

三、擦拭消毒

擦拭消毒是指用布或其他擦拭物浸以消毒剂溶液，擦拭物体表面进行消毒的处理方法。

（一）适用范围

适用于对家具、办公用具、生活用具、玩具、器械、车辆和装备等物体表面，以及医院和实验室环境表面实施消毒处理。对大件物品或其他不能采用浸泡法消毒的物品，可采用擦拭消毒法进行消毒。

（二）使用要求

消毒时用干净的布或其他物品浸消毒剂溶液，依次往复擦拭拟消毒物品表面，作用至所用消毒剂要求的时间后，再用清水擦洗，去除残留消毒剂，以减轻可能引起的腐蚀、漂白等损坏作用。

（三）注意事项

1.不耐湿物品的表面不能用该方法消毒。

2.擦拭时应防止对擦拭物体表面的遗漏。

3.污物可导致消毒剂有效浓度下降，因此表面污物较多时应适时更新消毒液，防止污物中的病原体对消毒剂溶液的污染。

（四）消毒处理

主要使用的消毒液为含氯消毒剂，消毒所用药物浓度和作用时间参见浸泡法。

金题峰向标 1

情景：2018年8月29日，为预防疾病的发生，某村卫生室乡村医生在村幼儿园开园前，对幼儿园活动室的桌面进行预防性消毒。

要求：请现场量取含有效氯500mg/L的消毒液3L，并演示桌面擦拭消毒的全过程。（注：考生须脱掉自穿工作服等）

考试时间：8分钟（含准备时间）

评分标准（总分10分）

一、操作过程（9分）（考官提醒：考生脱掉自穿工作服等）

1.穿工作服、戴手套。（0.5分）

2.取干净的吸水性好的抹布。（0.5分）

3.取消毒容器（桶、盆等），倒入含有效氯500mg/L的消毒液3L。（1分）

4.将抹布放入消毒液中，全部浸没，取出拧至不滴水。（1分）

5.擦拭拟消毒桌面，按照从上至下、从左至右的顺序依次擦拭，不能有擦拭空白。（1分）

6.擦拭完将抹布放入消毒液中，全部浸没，取出拧至不滴水。（1分）

7.再次擦拭拟消毒桌面，按照从上至下、从左至右的顺序依次擦拭，不能有擦拭空白。（1分）

8.倒掉消毒液，放入清水或自来水，将抹布放入其中，清洗抹布上残留的消毒液，取出拧至不滴水。（1分）

9.对消毒后桌面，按照从上至下、从左至右的顺序依次擦拭，去除残留消毒液。（1分）

10.脱掉工作服及手套。（0.5分）

11.清洗双手（用手消毒剂或酒精棉球擦拭双手）。（0.5分）

二、职业素质（1分）

1.流程合理，操作规范，认真细致。（0.5分）

2.爱护物品，操作结束后规范整理使用过的物品。（0.5分）

金题峰向标 2

情景：2020年2月12日，为预防疾病的发生，某村卫生室乡村医生在村小学开学前，对学校教室的课桌等物体表面进行预防性消毒。

要求：请现场量取含有效氯500mg/L的消毒液3L，并演示桌面擦拭消毒的全过程。（注：考生须脱掉自穿工作服等）

考试时间：8分钟（含准备时间）

评分标准（总分10分）

一、操作过程（9分）（考官提醒：考生脱掉自穿工作服等）

1.穿工作服、戴手套。（0.5分）

2.取干净的吸水性好的抹布。（0.5分）

3.取消毒容器（桶、盆等），倒入含有效氯500mg/L的消毒液3L。（1分）

4.将抹布放入消毒液中，全部浸没，取出拧至不滴水。（1分）

5.擦拭拟消毒桌面，按照从上至下、从左至右的顺序依次擦拭，不能有擦拭空白。（1分）

6.擦拭完将抹布放入消毒液中，全部浸没，取出拧至不滴水。（1分）

7.再次擦拭拟消毒桌面，按照从上至下、从左至右的顺序依次擦拭，不能有擦拭空白。（1分）

8.倒掉消毒液，放入清水或自来水，将抹布放入其中，清洗抹布上残留的消毒液，取出拧至不滴水。（1分）

9.对消毒后桌面，按照从上至下、从左至右的顺序依次擦拭，去除残留消毒液。（1分）

10.脱掉工作服及手套。（0.5分）

11.清洗双手（用手消毒剂或酒精棉球擦拭双手）。（0.5分）

二、职业素质（1分）

1.流程合理，操作规范，认真细致。（0.5分）

2.爱护物品，操作结束后规范整理使用过的物品。（0.5分）

金题峰向标 3

情景：2019年10月22日，某村小学发生细菌性痢疾疫情。县卫生行政部门派专家处理疫情，乡村医生协助对患病学生教室的课桌等物体表面进行消毒。

要求：请现场量取含有效氯1000mg/L的消毒液3L，并演示桌面擦拭消毒的全过程。（注：考生须脱掉自穿工作服等）

考试时间：8分钟（含准备时间）

评分标准（总分10分）

一、操作过程（9分）（考官提醒：考生脱掉自穿工作服等）

1.穿工作服、戴手套。（0.5分）

2.取干净的吸水性好的抹布。（0.5分）

3.取消毒容器（桶、盆等），倒入含有效氯1000mg/L的消毒液3L。（0.5分）

4.将抹布放入消毒液中，全部浸没，取出拧至不滴水。（1分）

5.擦拭拟消毒桌面，按照从上至下、从左至右的顺序依次擦拭，不能有擦拭空白。（1分）

6.擦拭完将抹布放入消毒液中，全部浸没，取出拧至不滴水。（1分）

7.再次擦拭拟消毒桌面，按照从上至下、从左至右的顺序依次擦拭，不能有擦拭空白。（1分）

8.倒掉消毒液，放入清水或自来水，将抹布放入其中，清洗抹布上残留的消毒液，取出拧至不滴水。（1分）

9.对消毒后桌面，按照从上至下、从左至右的顺序依次擦拭，去除残留消毒液。（1分）

10.脱掉工作服及手套。（0.5分）

11.清洗、消毒双手（用手消毒剂或酒精棉球擦拭双手）。（0.5分）

12.填写《疫点消毒工作记录表》。（0.5分）

二、职业素质（1分）

1.流程合理，操作规范，认真细致。（0.5分）

2.爱护物品，操作结束后规范整理使用过的物品。（0.5分）

金题峰向标 4

情景：2020年3月18日，某村幼儿园发生手足口病疫情，乡村医生协助对患病幼儿班级的餐桌等物体表面进行消毒。

要求：请现场量取含有效氯1500mg/L的消毒液3L，并演示桌面擦拭消毒的全过程。（注：考生须脱掉自穿工作服等）

考试时间：8分钟（含准备时间）

评分标准（总分10分）

一、操作过程（9分）（考官提醒：考生脱掉自穿工作服等）

1.穿工作服、戴手套。（0.5分）

2.取干净的吸水性好的抹布。（0.5分）

3.取消毒容器（桶、盆等），倒入含有效氯1500mg/L的消毒液3L。（0.5分）

4.将抹布放入消毒液中，全部浸没，取出拧至不滴水。（1分）

5.擦拭拟消毒桌面，按照从上至下、从左至右的顺序依次擦拭，不能有擦拭空白。（1分）

6.擦拭完将抹布放入消毒液中，全部浸没，取出拧至不滴水。（1分）

7.再次擦拭拟消毒桌面，按照从上至下、从左至右的顺序依次擦拭，不能有擦拭空白。（1分）

8.倒掉消毒液，放入清水或自来水，将抹布放入其中，清洗抹布上残留的消毒液，取出拧至不滴水。（1分）

9.对消毒后桌面，按照从上至下、从左至右的顺序依次擦拭，去除残留消毒液。（1分）

10.脱掉工作服及手套。（0.5分）

11.清洗、消毒双手（用手消毒剂或酒精棉球擦拭双手）。（0.5分）

12.填写《疫点消毒工作记录表》。（0.5分）

二、职业素质（1分）

1.流程合理，操作规范，认真细致。（0.5分）

2.爱护物品，操作结束后规范整理使用过的物品。（0.5分）

金题峰向标 5

情景：2019年10月27日，某村发生伤寒疫情。市卫生行政部门派专家处理疫情，乡村医生协助对患者住室的写字台等物体表面进行消毒。

要求：请现场量取含有效氯1500mg/L的消毒液3L，并演示台面擦拭消毒的全过程。（注：考生须脱掉自穿工作服等）

考试时间：8分钟（含准备时间）

评分标准（10分）

一、操作过程（9分）（考官提醒：考生脱掉自穿工作服等）

1.穿工作服、戴手套。（0.5分）

2.取干净的吸水性好的抹布。（0.5分）

3.取消毒容器（桶、盆等），倒入含有效氯1500mg/L的消毒液3L。（0.5分）

4.将抹布放入消毒液中，全部浸没，取出拧至不滴水。（1分）

5.擦拭拟消毒台面，按照从上至下、从左至右的顺序依次擦拭，不能有擦拭空白。（1分）

6.擦拭完将抹布放入消毒液中，全部浸没，取出拧至不滴水。（1分）

7.再次擦拭拟消毒台面，按照从上至下、从左至右的顺序依次擦拭，不能有擦拭空白。（1分）

8.倒掉消毒液，放入清水或自来水，将抹布放入其中，清洗抹布上残留的消毒液，取出拧至不滴水。（1分）

9.对消毒后台面，按照从上至下、从左至右的顺序依次擦拭，去除残留消毒液。（1分）

10.脱掉工作服及手套。（0.5分）

11.清洗、消毒双手（用手消毒剂或酒精棉球擦拭双手）。（0.5分）

12.填写《疫点消毒工作记录表》。（0.5分）

二、职业素质（1分）

1.流程合理，操作规范，认真细致。（0.5分）

2.爱护物品，操作结束后规范整理使用过的物品。（0.5分）

第二节 个人防护操作

个人防护是指为保护突发公共卫生事件处置现场的工作人员免受化学、生物与放射性污染危害而采取的措施，以防范现场环境中有害物质对人体健康的影响。

一、消化道传染病个人防护

1.个人防护用品：根据工作内容不同，所需的个人防用品有所区别。对进行肠道传染病流行病学调查工作的人员，需要配备的防护用品包括工作服、鞋套或胶靴；开展肠道传染病采样、消杀工作的人员，个人防护用品包括工作帽（一次性帽子）、外科口罩或医用防护口罩、防护服、鞋套或胶靴、乳胶手套。

2.个人防护用品穿脱顺序（以开展采样和消杀工作的人员为例）

（1）穿戴防护用品

①戴口罩：戴好口罩，双手从中间向两侧下移压紧鼻夹，或用双指按压鼻夹，紧贴于鼻梁处。

②戴帽子：根据头的大小选择合适的帽子戴上，注意要把头发全部罩在帽子内。

③穿防护服：先检查防护服是否有破损，穿戴好防护服后，防护服上的拉链要拉到最上面，如果防护服上有帽子，要把帽子戴上。

④穿鞋套或胶靴：如果穿鞋套，要检查鞋套是否有破损。如果穿胶靴，防护服要塞进胶靴内。

⑤戴手套：将手套套在防护服袖口外面。

（2）脱防护用品

①摘手套：将手套反面朝外，操作时注意手不要触碰手套外面，放入医疗废物专用包装袋中。

②脱防护服：解开防护服，将防护服连同鞋套或胶靴一起脱下，防护服里面朝外包裹鞋套或胶靴，一起放入医疗废物专用包装袋中，操作时注意手不要触碰防护服外面。

③摘帽子：将手指内面朝外掏进帽子，将帽子轻轻摘下，将反面朝外，放入医疗废物专用包装袋中。

④摘口罩：一手按住口罩，另一只手将口罩带摘下，注意双手不接触面部，放入医疗废物专用包装袋中。

⑤将医疗废物专用包装袋袋口扎紧。

⑥手清洗、消毒：用流动水清洗双手，再用手消毒剂消毒，最后用流动水冲洗干净双手；如果现场没有流动水，可用免洗手消毒剂消毒双手。

二、呼吸道传染病个人防护（一级防护）

1.个人防护用品：主要包括工作帽（一次性帽子）、外科口罩或医用防护口罩、隔离服（或连体式防护服）、鞋套或胶靴、乳胶手套。

2.个人防护用品穿脱顺序

（1）穿戴防护用品

①戴外科口罩或医用防护口罩：双手从中间向两侧下移压紧鼻夹，或用双指按压鼻夹，紧贴于鼻梁处。

②戴帽子：根据头的大小选择合适的帽子戴上，注意要将头发全部罩在帽子内。

③穿防护服：先检查防护服是否有破损，穿戴好防护服后，防护服上的拉链要拉到最上面，如果防护服上有帽子，要把帽子戴上。

④穿鞋套或胶靴：如果穿鞋套，要检查鞋套是否有破损。如果穿胶靴，防护服要塞进胶靴内（埃博拉病毒的防护须防止液体进入，不用将防护服塞进胶靴内）。

⑤戴手套：将手套套在防护服袖口外面。

（2）脱防护用品

①摘手套：将手套反面朝外，操作时注意手不要触碰手套外面，放入医疗废物专用包装袋中。

②脱防护服：解开防护服，防护服连同鞋套或胶靴一起脱下，防护服里面朝外包裹鞋套或胶靴，一起放入医疗废物专用包装袋中，操作时注意手不要触碰防护服外面。

③摘帽子：将手指内面朝外掏进帽子，将帽子轻轻摘下，将反面朝外，放入医疗废物专用包装袋中。

④摘口罩：一手按住口罩，另一只手将口罩带摘下，注意双手不接触面部，放入医疗废物专用包装袋中。

⑤将医疗废物专用包装袋袋口扎紧。

⑥手清洗、消毒：用流动水清洗双手，再用手消毒剂消毒，最后用流动水冲洗干净双手；如果现场没有流动水，可用免洗手消毒剂消毒双手。

金题峰向标 1

情景：2019年9月24日，某乡村医生接村小学电话报告，该校发现5例腹痛、腹泻等症状患儿，为黏液脓血便。乡村医生准备到小学对患者进行流行病学调查和体格检查。

要求：请正确选择个人防护相关物品，并演示个人防护用品穿、脱的全过程。（注：考生须脱掉自穿工作服等）

考试时间：8分钟（含准备时间）

评分标准（总分10分）

一、穿戴个人防护用品（2分）（考官提醒：考生脱掉自穿工作服等）

1.戴帽子，把头发全部罩在帽子内。（0.5分）

2.穿工作服（或防护服）。（0.5分）

3.穿鞋套（或胶靴）。（0.5分）

4.戴上手套，将手套套在工作服（或防护服）袖口外面。（0.5分）

二、脱掉个人防护用品（7分）

1.解开工作服衣扣（或防护服拉链）（0.5分），摘掉手套，里面朝外（1分），放入医疗废物专用包装袋中（0.5分）。（2分）

2.脱工作服：脱掉鞋套（或胶靴）放入医疗废物专用包装袋中（1分），脱掉工作服，里面朝外放入医疗废物专用包装袋中（1分）；或脱防护服：防护服连同鞋套（或胶靴）一起脱下，防护服里面朝外包裹鞋套（或胶靴）（1分），放入医疗废物专用包装袋中（1分）。（2分）

3.脱帽子：手指内面朝外掏进帽子，将帽子轻轻摘下，里面朝外（0.5分），放入医疗废物专用包装袋中（0.5分）。（1分）

4.将医疗废物专用包装袋袋口扎紧。（1分）

5.清洗、消毒双手（用手消毒剂或酒精棉球擦拭双手）。（1分）

三、职业素质（1分）

1.流程合理，操作规范，认真细致。（0.5分）

2.爱护物品，操作结束后能规范整理使用过的物品。（0.5分）

金题峰向标 2

情景：2019年10月3日，某村卫生室接诊了1例腹痛、腹泻等症状患者。乡村医生怀疑为阿米巴痢疾，现准备对患者进行体格检查。

要求：请正确选择个人防护相关物品，并演示个人防护用品穿、脱的全过程。（注：考

生须脱掉自穿工作服等）

考试时间：8分钟（含准备时间）

评分标准（10分）

一、穿戴个人防护用品（2分）（考官提醒：考生脱掉自穿工作服等）

1.戴帽子，把头发全部罩在帽子内。（0.5分）

2.穿工作服（或防护服）。（0.5分）

3.穿鞋套（或胶靴）。（0.5分）

4.戴上手套，将手套套在工作服（或防护服）袖口外面。（0.5分）

二、脱掉个人防护用品（7分）

1.解开工作服衣扣（或防护服拉链）（0.5分），摘掉手套，里面朝外（1分），放入医疗废物专用包装袋中（0.5分）。（2分）

2.脱工作服：脱掉鞋套（或胶靴）放入医疗废物专用包装袋中（1分），脱掉工作服，里面朝外放入医疗废物专用包装袋中（1分）；或脱防护服：防护服连同鞋套（或胶靴）一起脱下，防护服里面朝外包裹鞋套（或胶靴）（1分），放入医疗废物专用包装袋中（1分）。（2分）

3.脱帽子：手指内面朝外掏进帽子，将帽子轻轻摘下，里面朝外（0.5分），放入医疗废物专用包装袋中（0.5分）。（1分）

4.将医疗废物专用包装袋袋口扎紧。（1分）

5.清洗、消毒双手（用手消毒剂或酒精棉球擦拭双手）。（1分）

三、职业素质（1分）

1.流程合理，操作规范，认真细致。（0.5分）

2.爱护物品，操作结束后能规范整理使过的物品。（0.5分）

金题峰向标 3

情景：2019年12月20日，某乡村医生接诊了1例14岁男性患者，主诉为发热伴咽痛、咳嗽3天，乡村医生怀疑为流行性感冒。现须对患者进行体格检查并采集病例标本送检。

要求：请正确选择个人防护相关物品，并演示个人防护用品穿、脱的全过程。（注：考生须脱掉自穿工作服等）

考试时间：8分钟（含准备时间）

评分标准（总分10分）

一、穿戴个人防护用品（2.5分）（考官提醒：考生脱掉自穿工作服等）

1.戴医用口罩，压紧鼻夹。（0.5分）

2.戴帽子，把头发全部罩在帽子内。（0.5分）

3.穿防护服。（0.5分）

4.穿鞋套（或胶靴）。（0.5分）

5.戴上手套，将手套套在防护服袖口外面。（0.5分）

二、脱掉个人防护用品（6.5分）

1.拉开防护服拉链（0.5分），摘掉手套，里面朝外（0.5分），放入医疗废物专用包装袋中（0.5分）。（1.5分）

2.脱掉防护服，防护服连同鞋套（或胶靴）一起脱下（1分），防护服里面朝外包裹鞋套（或胶靴）（0.5分），放入医疗废物专用包装袋中（0.5分）。（2分）

3.脱帽子：手指内面朝外掏进帽子，将帽子轻轻摘下，里面朝外（0.5分），放入医疗废物专用包装袋中（0.5分）。（1分）

4.摘掉口罩：一手按住口罩，另一只手将口罩带摘下（0.5分），注意双手不接触面部，放入医疗废物专用包装袋中（0.5分）。（1分）

5.将医疗废物专用包装袋袋口扎紧。（0.5分）

6.清洗、消毒双手（用手消毒剂或酒精棉球擦拭双手）。（0.5分）

三、职业素质（1分）

1.流程合理，操作规范，认真细致。（0.5分）

2.爱护物品，操作结束后能规范整理使用过的物品。（0.5分）

金题峰向标 4

情景：2019年12月31日，某村一村民家出现4例发热、咽痛、咳嗽等症状相似患者，怀疑为流行性感冒，乡村医生到该村民家对患者进行体格检查并采集病例标本送检。

要求：请正确选择个人防护相关物品，并演示个人防护用品穿、脱的全过程。（注：考生须脱掉自穿工作服等）

考试时间：8分钟（含准备时间）

评分标准（总分10分）

一、穿戴个人防护用品（2.5分）（考官提醒：考生脱掉自穿工作服等）

1.戴医用口罩，压紧鼻夹。（0.5分）

2.戴帽子，把头发全部罩在帽子内。（0.5分）

3.穿防护服。（0.5分）

4.穿鞋套（或胶靴）。（0.5分）

5.戴上手套，将手套套在防护服袖口外面。（0.5分）

二、脱掉个人防护用品（6.5分）

1.拉开防护服拉链（0.5分），摘掉手套，里面朝外（0.5分），放入医疗废物专用包装袋中（0.5分）。（1.5分）

2.脱掉防护服，防护服连同鞋套（或胶靴）一起脱下（1分），防护服里面朝外包裹鞋套（或胶靴）（0.5分），放入医疗废物专用包装袋中（0.5分）。（2分）

3.脱帽子：手指内面朝外掏进帽子，将帽子轻轻摘下，里面朝外（0.5分），放入医疗废物专用包装袋中（0.5分）。（1分）

4.摘掉口罩：一手按住口罩，另一只手将口罩带摘下（0.5分），注意双手不接触面部，放入医疗废物专用包装袋中（0.5分）。（1分）

5.将医疗废物专用包装袋袋口扎紧。（0.5分）

6.清洗、消毒双手（用手消毒剂或酒精棉球擦拭双手）。（0.5分）

三、职业素质（1分）

1.流程合理，操作规范，认真细致。（0.5分）

2.爱护物品，操作结束后能规范整理使用过的物品。（0.5分）

金题峰向标 5

情景：2019年12月31日，某乡村医生接村小学电话报告，该校发现10例发热、出疹等症状患儿，怀疑为风疹。乡村医生立即到小学对患者进行流行病学调查并采集病例标本送检。

要求：请正确选择个人防护相关物品，并演示个人防护用品穿、脱的全过程。（注：考生须脱掉自穿工作服等）

考试时间：8分钟（含准备时间）

评分标准（总分10分）

一、穿戴个人防护用品（2.5分）（考官提醒：考生脱掉自穿工作服等）

1.戴医用口罩，压紧鼻夹。（0.5分）

2.戴帽子，把头发全部罩在帽子内。（0.5分）

3.穿防护服。（0.5分）

4.穿鞋套（或胶靴）。（0.5分）

5.戴上手套，将手套套在防护服袖口外面。（0.5分）

二、脱掉个人防护物品（6.5分）

1.拉开防护服拉链（0.5分），摘掉手套，里面朝外（0.5分），放入医疗废物专用包装袋中（0.5分）。（1.5分）

2.脱掉防护服，防护服连同鞋套（或胶靴）一起脱下（1分），防护服里面朝外包裹鞋套（或胶靴）（0.5分），放入医疗废物专用包装袋中（0.5分）。（2分）

3.脱帽子：手指内面朝外掏进帽子，将帽子轻轻摘下，里面朝外（0.5分），放入医疗废物专用包装袋中（0.5分）。（1分）

4.摘掉口罩：一手按住口罩，另一只手将口罩带摘下（0.5分），注意双手不接触面部，放入医疗废物专用包装袋中（0.5分）。（1分）

5.将医疗废物专用包装袋袋口扎紧。（0.5分）

6.清洗、消毒双手（用手消毒剂或酒精棉球擦拭双手）。（0.5分）

三、职业素质（1分）

1.流程合理，操作规范，认真细致。（0.5分）

2.爱护物品，操作结束后能规范整理使用过的物品。（0.5分）

金题峰向标 6

情景：2020年1月15日，某乡村医生接村幼儿园电话报告，该园发现3例发热、腮腺肿大等症状患儿，怀疑为腮腺炎。乡村医生立即到幼儿园对患者进行流行病学调查并采集病例标本送检。

要求：请正确选择个人防护相关物品，并演示个人防护用品穿、脱的全过程。（注：考生须脱掉自穿工作服等）

考试时间：8分钟（含准备时间）

评分标准（总分10分）

一、穿戴个人防护用品（2.5分）（考官提醒：考生脱掉自穿工作服等）

1.戴医用口罩，压紧鼻夹。（0.5分）

2.戴帽子，把头发全部罩在帽子内。（0.5分）

3.穿防护服。（0.5分）

4.穿鞋套（或胶靴）。（0.5分）

5.戴上手套，将手套套在防护服袖口外面。（0.5分）

二、脱掉个人防护用品（6.5分）

1.拉开防护服拉链（0.5分），摘掉手套，里面朝外（0.5分），放入医疗废物专用包装袋中（0.5分）。（1.5分）

2.脱掉防护服，防护服连同鞋套（或胶靴）一起脱下（1分），防护服里面朝外包裹鞋套（或胶靴）（0.5分），放入医疗废物专用包装袋中（0.5分）。（2分）

3.脱帽子：手指内面朝外掏进帽子，将帽了轻轻摘下，里面朝外（0.5分），放入医疗废物专用包装袋中（0.5分）。（1分）

4.摘掉口罩：一手按住口罩，另一只手将口罩带摘下（0.5分），注意双手不接触面部，放入医疗废物专用包装袋中（0.5分）。（1分）

5.将医疗废物专用包装袋袋口扎紧。（0.5分）

6.清洗、消毒双手（用手消毒剂或酒精棉球擦拭双手）。（0.5分）

三、职业素质（1分）

1.流程合理，操作规范，认真细致。（0.5分）

2.爱护物品，操作结束后能规范整理使用过的物品。（0.5分）

金题峰向标 7

情景：2020年1月28日，某乡村医生接诊了1例15岁女性患者，主诉为发热、慢性咳嗽半个月，乡村医生怀疑为肺结核。现须对患者进行体格检查并采集病例标本送检。

要求：请正确选择个人防护相关物品，并演示个人防护用品穿、脱的全过程。（注：考生须脱掉自穿工作服等）

考试时间：8分钟（含准备时间）

评分标准（总分10分）

一、穿戴个人防护用品（2.5分）（考官提醒：考生脱掉自穿工作服等）

1.戴医用口罩，压紧鼻夹。（0.5分）

2.戴帽子，把头发全部罩在帽子内。（0.5分）

3.穿防护服。（0.5分）

4.穿鞋套（或胶靴）。（0.5分）

5.戴上手套，将手套套在防护服袖口外面。（0.5分）

二、脱掉个人防护用品（6.5分）

1.拉开防护服拉链（0.5分），摘掉手套，里面朝外（0.5分），放入医疗废物专用包装袋中（0.5分）。（1.5分）

2.脱掉防护服，防护服连同鞋套（或胶靴）一起脱下（1分），防护服里面朝外包裹鞋套（或胶靴）（0.5分），放入医疗废物专用包装袋中（0.5分）。（2分）

3.脱帽子：手指内面朝外掏进帽子，将帽子轻轻摘下，里面朝外（0.5分），放入医疗废物专用包装袋中（0.5分）。（1分）

4.摘掉口罩：一手按住口罩，另一只手将口罩带摘下（0.5分），注意双手不接触面部，放入医疗废物专用包装袋中（0.5分）。（1分）

5.将医疗废物专用包装袋袋口扎紧。（0.5分）

6.清洗、消毒双手（用手消毒剂或酒精棉球擦拭双手）。（0.5分）

三、职业素质（1分）

1.流程合理，操作规范，认真细致。（0.5分）

2.爱护物品，操作结束后能规范整理使用过的物品。（0.5分）

金题峰向标 8

情景：2020年1月9日，某乡村医生接村幼儿园电话报告，该园发现3例发热、出疹等症状患儿，怀疑为麻疹。乡村医生立即到幼儿园对患者进行流行病学调查并采集病例标本送检。

要求：请正确选择个人防护相关物品，并演示个人防护用品穿、脱的全过程。（注：考生须脱掉自穿工作服等）

考试时间：8分钟（含准备时间）

评分标准（总分10分）

一、穿戴个人防护用品（2.5分）（考官提醒：考生脱掉自穿工作服等）

1.戴医用口罩，压紧鼻夹。（0.5分）

2.戴帽子，把头发全部罩在帽子内。（0.5分）

3.穿防护服。（0.5分）

4.穿鞋套（或胶靴）。（0.5分）

5.戴上手套，将手套套在防扩服袖口外面。（0.5分）

二、脱掉个人防护用品（6.5分）

1.拉开防护服拉链（0.5分），摘掉手套，里面朝外（0.5分），放入医疗废物专用包装袋中（0.5分）。（1.5分）

2.脱掉防护服，防护服连同鞋套（或胶靴）一起脱下（1分），防护服里面朝外包裹鞋套（或胶靴）（0.5分），放入医疗废物专用包装袋中（0.5分）。（2分）

3.脱帽子：手指内面朝外掏进帽子，将帽子轻轻摘下，里面朝外（0.5分），放入医疗废物专用包装袋中（0.5分）。（1分）

4.摘掉口罩：一手按住口罩，另一只手将口罩带摘下（0.5分），注意双手不接触面部，放入医疗废物专用包装袋中（0.5分）。（1分）

5.将医疗废物专用包装袋袋口扎紧。（0.5分）

6.清洗、消毒双手（用手消毒剂或酒精棉球擦拭双手）。（0.5分）

三、职业素质（1分）

1.流程合理，操作规范，认真细致。（0.5分）

2.爱护物品，操作结束后能规范整理使用过的物品。（0.5分）

金题峰向标 9

情景：2020年1月18日，某村卫生室接诊了1例发热、腹痛、腹泻患者，大便10次/日，为黏液脓血便，伴里急后重。乡村医生怀疑为细菌性痢疾，现准备对患者进行体格检查。

要求：请正确选择个人防护相关物品，并演示个人防护用品穿、脱的全过程。（注：考生须脱掉自穿工作服等）

考试时间：8分钟（含准备时间）

评分标准（总分10分）

一、穿戴个人防护用品（2分）（考官提醒：考生脱掉自穿工作服等）

1.戴帽子，把头发全部罩在帽子内。（0.5分）

2.穿工作服（或防护服）。（0.5分）

3.穿鞋套（或胶靴）。（0.5分）

4.戴上手套，将手套套在工作服（或防护服）袖口外面。（0.5分）

二、脱掉个人防护用品（7分）

1.解开工作服衣扣（或防护服拉链）（0.5分），摘掉手套，里面朝外（1分），放入医疗废物专用包装袋中（0.5分）。（2分）

2.脱工作服：脱掉鞋套（或胶靴）放入医疗废物专用包装袋中（1分），脱掉工作服，里面朝外放入医疗废物专用包装袋中（1分）；或脱防护服：防护服连同鞋套（或胶靴）一起脱下，防护服里面朝外包裹鞋套（或胶靴）（1分），放入医疗废物专用包装袋中（1分）。（2分）

3.脱帽子：手指内面朝外掏进帽子，将帽子轻轻摘下，里面朝外（0.5分），放入医疗废物专用包装袋中（0.5分）。（1分）

4.将医疗废物专用包装袋袋口扎紧。（1分）

5.清洗、消毒双手（用手消毒剂或酒精棉球擦拭双手）。（1分）

三、职业素质（1分）

1.流程合理，操作规范，认真细致。（0.5分）

2.爱护物品，操作结束后能规范整理使用过的物品。（0.5分）

金题峰向标10

情景：2020年2月1日，某村卫生室接诊了1例发热、腹泻伴出疹患者。乡村医生怀疑为伤寒，现准备对患者进行体格检查。

要求：请正确选择个人防护相关物品，并演示个人防护用品穿、脱的全过程。（注：考生须脱掉自穿工作服等）

考试时间：8分钟（含准备时间）

评分标准（总分10分）

一、穿戴个人防护用品（2分）（考官提醒：考生脱掉自穿工作服等）

1.戴帽子，把头发全部罩在帽子内。（0.5分）

2.穿工作服（或防护服）。（0.5分）

3.穿鞋套（或胶靴）。（0.5分）

4.戴上手套，将手套套在工作服（或防护服）袖口外面。（0.5分）

二、脱掉个人防护用品（7分）

1.解开工作服衣扣（或防护服拉链）（0.5分），摘掉手套，里面朝外（1分），放入医疗废物专用包装袋中（0.5分）。（2分）

2.脱工作服：脱掉鞋套（或胶靴）放入医疗废物专用包装袋中（1分），脱掉工作服，里面朝外放入医疗废物专用包装袋中（1分）；或脱防护服：防护服连同鞋套（或胶靴）一起脱下，防护服里面朝外包裹鞋套（或胶靴）（1分），放入医疗废物专用包装袋中（1分）。（2分）

3.脱帽子：手指内面朝外掏进帽子，将帽子轻轻摘下，里面朝外（0.5分），放入医疗废物专用包装袋中（0.5分）。（1分）

4.将医疗废物专用包装袋袋口扎紧。（1分）

5.清洗、消毒双手（用手消毒剂或酒精棉球擦拭双手）。

三、职业素质（1分）

1.流程合理，操作规范，认真细致。（0.5分）

2.爱护物品，操作结束后能规范整理使用过的物品。（0.5分）

金题峰向标 11

情景：2020年1月8日，某村出现15例发热、腹痛、腹泻等症状患者。乡村医生怀疑为感染性腹泻，现准备对患者进行病史采集和体格检查。

要求：请正确选择个人防护相关物品。并演示个人防护用品穿、脱的全过程。（注：考生须脱掉自穿工作服等）

考试时间：8分钟（含准备时间）

评分标准（总分10分）

一、穿戴个人防护用品（2分）（考官提醒：考生脱掉自穿工作服等）

1.戴帽子，把头发全部罩在帽子内。（0.5分）

2.穿工作服（或防护服）。（0.5分）

3.穿鞋套（或胶靴）。（0.5分）

4.戴上手套，将手套套在工作服（或防护服）袖口外面。（0.5分）

二、脱掉个人防护用品（7分）

1.解开工作服衣扣（或防护服拉链）（0.5分），摘掉手套，里面朝外（1分），放入医疗废物专用包装袋中（0.5分）。

2.脱工作服：脱掉鞋套（或胶靴）放入医疗废物专用包装袋中（1分），脱掉工作服，里面朝外放入医疗废物专用包装袋中（1分）；或脱防护服：防护服连同鞋套（或胶靴）一起脱下，防护服里面朝外包裹鞋套（或胶靴）（1分），放入医疗废物专用包装袋中（1分）。（2分）

3.脱帽子：手指内面朝外掏进帽子，将帽子轻轻摘下，里面朝外（0.5分），放入医疗废物专用包装袋中（0.5分）。（1分）

4.将医疗废物专用包装袋袋口扎紧。（1分）

5.清洗、消毒双手（用手消毒剂或酒精棉球擦拭双手）。（1分）

三、职业素质（1分）

1.流程合理，操作规范，认真细致。（0.5分）

2.爱护物品，操作结束后能规范整理使用过的物品。（0.5分）

金题峰向标 12

情景：2020年1月11日，某乡村医生接村幼儿园电话报告，该园发现5例腹痛、腹泻等症状的感染性腹泻患儿。乡村医生准备到幼儿园对患者进行流行病学调查和体格检查。

要求：请正确选择个人防护相关物品，并演示个人防护用品穿、脱的全过程。（注：考生须脱掉自穿工作服等）

考试时间：8分钟（含准备时间）

评分标准（10分）

一、穿戴个人防护用品（2分）（考官提醒：考生脱掉自穿工作服等）

1.戴帽子，把头发全部罩在帽子内。（0.5分）

2.穿工作服（或防护服）。（0.5分）

3.穿鞋套（或胶靴）。（0.5分）

4.戴上手套，将手套还在工作服（或防护服）袖口外面。（0.5分）

二、脱掉个人防护用品（7分）

1.解开工作服衣扣（或防护服拉链）（0.5分），摘掉手套，里面朝外（1分），放入医疗废物专用包装袋中（0.5分）。（2分）

2.脱工作服：脱掉鞋套（或胶靴）放入医疗废物专用包装袋中（1分），脱掉工作服，里面朝外放入医疗废物专用包装袋中（1分）；或脱防护服：防护服连同鞋套（或胶靴）一起脱下，防护服里面朝外包裹鞋套（或胶靴）（1分），放入医疗废物专用包装袋中（1分）。（2分）

3.脱帽子：手指内面朝外掏进帽子，将帽子轻轻摘下，里面朝外（0.5分），放入医疗废物专用包装袋中（0.5分）。（1分）

4.将医疗废物专用包装袋袋口扎紧。（1分）

5.清洗、消毒双手（用手消毒剂或酒精棉球擦拭双手）。（1分）

三、职业素质（1分）

1.流程合理，操作规范，认真细致。（0.5分）

2.爱护物品，操作结束后能规范整理使用过的物品。（0.5分）

第三节　手卫生

一、洗手与手卫生消毒原则

当手部有血液或其他体液等肉眼可见的污染时，应用肥皂（皂液）和流动水洗手；当手部没有肉眼可见的污染时，宜使用速干手消毒剂消毒双手（代替洗手）。

1. 医务人员在下列情况时应根据洗手与手卫生消毒原则选择洗手或使用速干手消毒剂。

（1）直接接触每个患者前、后，从同一患者身体的污染部位移动到清洁部位时。

（2）接触患者黏膜、破损皮肤或伤口前、后，接触患者的血液、体液、分泌物、排泄物、伤口敷料等之后。

（3）穿、脱隔离衣前、后，摘手套后。

（4）进行无菌操作，接触清洁、无菌物品之前。

（5）接触患者周围环境及物品后。

（6）处理药物或配餐前。

2.医务人员在下列情况时应先洗手，然后进行手卫生消毒。

（1）接触患者的血液、体液和分泌物以及被传染性致病微生物污染的物品后。

（2）直接为传染病患者进行检查、治疗、护理或处理其污物之后。

二、医务人员洗手方法

1.在流动水下，使双手充分淋湿。

2.取适量肥皂（皂液），均匀涂抹至整个手掌、手背、手指和指缝。

3.认真揉搓双手至少15秒，应注意清洗双手所有皮肤，包括指背、指尖和指缝，具体揉搓步骤如下（六步洗手法）。

（1）掌心相对，手指并拢，相互揉搓。

（2）掌心对手背，双手交叉，沿指缝相互揉搓，交换进行。

（3）掌心相对，双手交叉，沿指缝相互揉搓。

（4）弯曲手指，使指间关节在另一手掌心旋转揉搓，交换进行。

（5）右手握住左手大拇指旋转揉搓，交换进行。

（6）将五个手指尖并拢放在另一手掌心旋转揉搓，交换进行。

4.在流动水下彻底冲净双手，擦干，取适量护手液护肤。

三、手卫生消毒方法

1.取适量的速干手消毒剂于掌心。

2.严格按照"医务人员洗手方法"中的揉搓步骤进行揉搓。

3.揉搓时保证手消毒剂完全覆盖手部皮肤，直至手部自然干燥。

金题峰向标 1

情景：2020年1月16日，某乡村医生对1例腹泻患者进行体格检查后，须进行手卫生处理。

要求：请用六步洗手法现场演示洗手过程。

考试时间：8分钟（含准备时间）

评分标准（总分10分）

一、操作过程（9分）

1.在流动水下，使双手充分淋湿。（1分）

2.取适量肥皂（皂液），均匀涂抹至整个手掌、手背、手指和指缝。（1分）

3.掌心相对，手指并拢，相互揉搓。（1分）

4.掌心对手背，双手交叉，沿指缝相互揉搓，交换进行。（1分）

5.掌心相对，双手交叉，沿指缝相互揉搓。（1分）

6.弯曲手指关节在另一手掌心旋转揉搓，交换进行。（1分）

7.右手握住左手大拇指旋转揉搓，交换进行。（1分）

8.将五个手指尖并拢放在另一手掌心旋转揉搓，交换进行。（1分）

9.在流动水下彻底冲净双手，擦干。（1分）

二、职业素质（1分）

1.流程合理，认真细致。（0.5分）

2.爱护物品，操作规范。（0.5分）

金题峰向标 2

情景：2019年1月21日，某乡村医生对就诊后的诊室环境进行清洁后，须进行手卫生处理。

要求：请用六步洗手法现场演示洗手过程。

考试时间：8分钟（含准备时间）

评分标准（总分10分）

一、操作过程（9分）

1.在流动水下，使双手充分淋湿。（1分）

2.取适量肥皂（皂液），均匀涂抹至整个手掌、手背、手指和指缝。（1分）

3.掌心相对，手指并拢，相互揉搓。（1分）

4.掌心对手背，双手交叉，沿指缝相互揉搓，交换进行。（1分）

5.掌心相对，双手交叉，沿指缝相互揉搓。（1分）

6.弯曲手指关节在另一手掌心旋转揉搓，交换进行。（1分）

7.右手握住左手大拇指旋转揉搓，交换进行。（1分）

8.将五个手指尖并拢放在另一手掌心旋转揉搓，交换进行。（1分）

9.在流动水下彻底冲净双手，擦干。（1分）

二、职业素质（1分）

1.流程合理，认真细致。（0.5分）

2.爱护物品，操作规范。（0.5分）

金题峰向标 3

情景：2019年2月1日，某乡村医生处理完诊室的感染性废物后，须进行手卫生处理。

要求：请用六步洗手法现场演示洗手过程。

考试时间：8分钟（含准备时间）

评分标准（总分10分）

一、操作过程（9分）

1.在流动水下，使双手充分淋湿。（1分）

2.取适量肥皂（皂液），均匀涂抹至整个手掌、手背、手指和指缝。（1分）

3.掌心相对，手指并拢，相互揉搓。（1分）

4.掌心对手背，双手交叉，沿指缝相互揉搓，交换进行。（1分）

5.掌心相对，双手交叉，沿指缝相互揉搓。（1分）

6.弯曲手指关节在另一手掌心旋转揉搓，交换进行。（1分）

7.右手握住左手大拇指旋转揉搓，交换进行。（1分）

8.将五个手指尖并拢放在另一手掌心旋转揉搓，交换进行。（1分）

9.在流动水下彻底冲净双手，擦干。（1分）

二、职业素质（1分）

1.流程合理，认真细致。（0.5分）

2.爱护物品，操作规范。（0.5分）

金题峰向标 4

情景：2018年11月21日，某乡村医生对1例发热、咳嗽患者进行体格检查后，须进行手卫生处理。

要求：请用六步洗手法现场演示洗手过程。

考试时间：8分钟（含准备时间）

评分标准（总分10分）

一、操作过程（9分）

1.在流动水下，使双手充分淋湿。（1分）

2.取适量肥皂（皂液），均匀涂抹至整个手掌、手背、手指和指缝。（1分）

3.掌心相对，手指并拢，相互揉搓。（1分）

4.掌心对手背，双手交叉，沿指缝相互揉搓，交换进行。（1分）

5.掌心相对，双手交叉，沿指缝相互揉搓。（1分）

6.弯曲手指关节在另一手掌心旋转揉搓，交换进行。（1分）

7.右手握住左手大拇指旋转揉搓，交换进行。（1分）

8.将五个手指尖并拢放在另一手掌心旋转揉搓，交换进行。（1分）

9.在流动水下彻底冲净双手，擦干。（1分）

二、职业素质（1分）

1.流程合理，认真细致。（0.5分）

2.爱护物品，操作规范。（0.5分）

金题峰向标 5

情景：2019年2月18日，某乡村医生对1例出疹患者进行体格检查后，须进行手卫生处理。

要求：请用六步洗手法现场演示洗手过程。

考试时间：8分钟（含准备时间）

评分标准（总分10分）

一、操作过程（9分）

1.在流动水下，使双手充分淋湿。（1分）

2.取适量肥皂（皂液），均匀涂抹至整个手掌、手背、手指和指缝。（1分）

3.掌心相对，手指并拢，相互揉搓。（1分）

4.掌心对手背，双手交叉，沿指缝相互揉搓，交换进行。（1分）

5.掌心相对，双手交叉，沿指缝相互揉搓。（1分）

6.弯曲手指关节在另一手掌心旋转揉搓，交换进行。（1分）

7.右手握住左手大拇指旋转揉搓，交换进行。（1分）

8.将五个手指尖并拢放在另一手掌心旋转揉搓，交换进行。（1分）

9.在流动水下彻底冲净双手，擦干。（1分）

二、职业素质（1分）

1.流程合理，认真细致。（0.5分）

2.爱护物品，操作规范。（0.5分）

金题峰向标 6

情景：2019 年 1 月 11 日，某乡村医生对使用过的医疗器械进行清理后，须进行手卫生处理。

要求：请用六步洗手法现场演示洗手过程。

考试时间：8 分钟（含准备时间）

评分标准（总分 10 分）

一、操作过程（9 分）

1. 在流动水下，使双手充分淋湿。（1 分）

2. 取适量肥皂（皂液），均匀涂抹至整个手掌、手背，手指和指缝。（1 分）

3. 掌心相对，手指并拢，相互揉搓。（1 分）

4. 掌心对手背，双手交叉，沿指缝相互揉搓，交换进行。（1 分）

5. 掌心相对，双手交叉，沿指缝相互揉搓。（1 分）

6. 弯曲手指关节在另一手掌心旋转揉搓，交换进行。（1 分）

7. 右手握住左手大拇指旋转揉搓，交换进行。（1 分）

8. 将五个手指尖并拢放在另一手掌心旋转揉搓，交换进行。（1 分）

9. 在流动水下彻底冲净双手，擦干。（1 分）

二、职业素质（1 分）

1. 流程合理，认真细致。（0.5）

2. 爱护物品，操作规范。（0.5）

第四节　医疗废弃物处理

一、感染性废弃物

感染性废物是指携带病原微生物，具有引发感染性疾病传播危险的医疗废物。主要包括：

1. 被病人血液、体液、排泄物污染的物品。包括：棉球、棉签、引流棉条、纱布及其他各种敷料；一次性使用卫生用品、一次性使用医疗用品及一次性医疗器械；废弃的被服；其他被病人血液、体液、排泄物污染的物品。

2. 医疗机构收治的隔离传染病病人或者疑似传染病病人产生的生活垃圾。

3. 病原体的培养基、标本和菌种、毒种保存液。

4. 各种废弃的医学标本。

5. 废弃的血液、血清。

6. 使用后的一次性使用医疗用品及一次性医疗器械。

二、损伤性废弃物

损伤性废物是指能够刺伤或割伤人体的废弃的医用锐器，包括医用针、解剖刀、手术刀、玻璃试管等。

三、医疗废物处理流程

1. 医务人员按《医疗废物分类目录》对医疗废物进行分类。

2. 根据医疗废物的类别将医疗废物分置于专用包装物或容器内，但包装物和容器应符合《医疗废物专用包装物容器的标准和警示标识的规定》。

3. 医务人员在盛装医疗废物前应当对包装物或容器进行认真检查，确保无破损、渗液和其他缺陷。

4. 盛装的医疗废物达到包装物或容器的3/4时，应当使用有效的封口方式，使封口紧实、严密。

5. 盛装医疗废物的每个包装物或容器外表面应当有警示标识并附中文标签，标签内容包括医疗废物产生单位、产生日期、类别。

6. 放入包装物或容器内的感染性废物、病理性废物、损伤性废物不得任意取出。

7. 医疗废物管理专职人员每天从医疗废物产生地点将分类包装的医疗废物按照规定的路线运送至院内临时贮存室。运送过程中应防止医疗废物的流失、泄漏，并防止医疗废物直接接触身体，每天运送工作结束后，应当对运送工具及时进行清洁和消毒。

8. 医疗废物管理专职人员每天对产生地点的医疗废物进行过称、登记，登记内容包括来源、种类、重量、交接时间、最终去向、经办人。

9. 临时贮存室的医疗废物由专职人员交由指定的专门人员处置，贮存时间不得超过2天，并填写危险废物转移联单。

10. 医疗废物转交出去以后，专职人员应当对临时贮存地点、设施及时进行清洁和消毒处理，并做好记录。

四、注意事项

1. 废弃的麻醉、精神、放射性、毒性等药品依照有关法律、行政法规进行处置。

2. 批量的废化学试剂、废消毒剂应当交由专门机构处置。

3. 批量的含汞体温计、血压计等医疗器具报废时应当交由专门机构处置。

4. 病原体的培养基、标本和菌种、毒种保存液等高危险废物应当首先在产生地点进行高压灭菌或化学消毒处理，然后按"感染性废物"收集。

5. 隔离的传染病病人或疑似病人产生的医疗废物应当使用双层包装物并及时密封。

金 题 峰 向 标 1

情景：某村卫生室1天诊疗工作产生大量的垃圾，里面有使用过的医用棉球、输液器（不含针头）等医疗废弃物。

要求：请按照《医疗废物管理条例》要求对感染性医疗废弃物进行处理，并回答考官提问。（注：考生须脱掉自穿工作服等）

考试时间：8分钟（含准备时间）

评分标准（总分10分）

一、操作过程（9分）（考官提醒：考生脱掉自穿工作服等）

1. 穿工作服和胶靴，戴手套。（1分）

2.对盛装感染性废物的包装袋认真检查，确保无破损。（1分）

3.对需要收集的医疗废物进行分类和确认，然后放入包装袋中。（1分）

4.医疗废物收集完成或达到包装物的3/4时，应当使用打结等有效的封口方式，使封口紧实、严密。放入包装物的感染性废物不得任意取出。（1分）

5.盛装医疗废物的包装物外表面贴上中文标签，标签内容包括医疗废物产生单位、产生日期、感染性医疗废弃物等。（1分）

6.（考官提问）医疗废弃物登记内容有哪些？答：种类、来源、重量、时间、经办人等。（1分）

7.脱工作服、胶靴及手套。（1分）

8.清洗、消毒双手（用手消毒剂或酒精棉球擦拭双手）。（1分）

二、职业素质（1分）

1.流程合理，操作规范，认真细致。（0.5分）

2.爱护物品，操作结束后规范整理使用过的物品。（0.5分）

金题峰向标 2

情景：某乡发生流行性感冒疫情，村卫生室有大量的输液病人，乡村医生对使用过的输液器（不含针头）、棉球、棉签等进行处理。

要求：请按照《医疗废物管理条例》要求对感染性医疗废弃物进行处理，并回答考官提问。（注：考生须脱掉自穿工作服等）

考试时间：8分钟（含准备时间）

评分标准（总分10分）

一、操作过程（9分）（考官提醒：考生脱掉自穿工作服等）

1.穿工作服和胶靴，戴手套。（1分）

2.对盛装感染性废物的包装袋认真检查，确保无破损。（1分）

3.对需要收集的医疗废物进行分类和确认，然后放入包装袋中。（1分）

4.医疗废物收集完成或达到包装物的3/4时，应当使用打结等有效的封口方式，使封口紧实、严密。放入包装物的感染性废物不得任意取出。（1分）

5.盛装医疗废物的包装物外表面贴上中文标签，标签内容包括医疗废物产生单位、产生日期、感染性医疗废弃物等。（1分）

6.（考官提问）医疗废弃物登记内容有哪些？答：种类、来源、重量、时间、经办人等。（1分）

7.脱工作服、胶靴及手套。（1分）

8.清洗、消毒双手（用手消毒剂或酒精棉球擦拭双手）。（1分）

二、职业素质（1分）

1.流程合理，操作规范，认真细致。（0.5分）

2.爱护物品，操作结束后规范整理使用过的物品。（0.5分）

金题峰向标 3

情景：某乡发生集中式供水污染引起的伤寒疫情，村卫生室有大量的输液病人，乡村医生对使用过的输液器（不含针头）、棉球、棉签等进行处理。

要求：请按照《医疗废物管理条例》要求对感染性医疗废弃物进行处理，并回答考官提问。（注：考生须脱掉自穿工作服等）

考试时间：8分钟（含准备时间）

评分标准（总分10分）

一、操作过程（9分）（考官提醒：考生脱掉自穿工作服等）

1.穿工作服和胶靴，戴手套。（1分）

2.对盛装感染性废物的包装袋认真检查，确保无破损。（1分）

3.对需要收集的医疗废物进行分类和确认，然后放入包装袋中。（1分）

4.医疗废物收集完成或达到包装物的3/4时，应当使用打结等有效的封口方式，使封口紧实、严密。放入包装物的感染性废物不得任意取出。（1分）

5.盛装医疗废物的包装物外表面贴上中文标签，标签内容包括医疗废物产生单位、产生日期、感染性医疗废弃物等。（2分）

6.（考官提问）医疗废弃物登记内容有哪些？答：种类、来源、重量、时间、经办人等。（1分）

7.脱工作服、胶靴及手套。（1分）

8.清洗、消毒双手（用手消毒剂或酒精棉球擦拭双手）。（1分）

二、职业素质（1分）

1.流程合理，操作规范，认真细致。（0.5分）

2.爱护物品，操作结束后规范整理使用过的物品。（0.5分）

金题峰向标 4

情景：某乡发生流行性感冒疫情，村卫生室有大量的输液病人，乡村医生对使用过的输液器针头等进行处理。

要求：请按照《医疗废物管理条例》要求对损伤性医疗废弃物进行处理，并回答考官提问。（注：考生须脱掉自穿工作服等）

考试时间：8分钟（含准备时间）

评分标准（总分10分）

一、操作过程（9分）（考官提醒：考生脱掉自穿工作服等）

1.穿工作服和胶靴，戴手套。（1分）

2.对盛装损伤性废物的容器认真检查，确保无破损。（1分）

3.对需要收集的医疗废物进行分类和确认，放入容器中。放入容器中的损伤性废物不得任意取出。（1分）

4.容器放入医疗废物包装袋内，使用打结等有效的封口方式，使封口紧实、严密。（1分）

5.盛装医疗废物的包装物外表面贴上中文标签，标签内容包括医疗废物产生单位、产生日期、损伤性废弃物等。（2分）

6.（考官提问）医疗废弃物登记内容有哪些？答：种类、来源、重量、时间、经办人等。（1分）

7.脱工作服、胶靴及手套。（1分）

8.清洗、消毒双手（用手消毒剂或酒精棉球擦拭双手）。（1分）

二、职业素质（1分）

1.流程合理，操作规范，认真细致。（0.5分）

2.爱护物品，操作结束后规范整理使用过的物品。（0.5分）

金题峰向标 5

情景：某村卫生室1天诊疗工作产生大量的垃圾，乡村医生对使用过的输液器针头、一次性手术刀片等进行处理。

要求：请按照《医疗废物管理条例》要求对损伤性医疗废弃物进行处理，并回答考官提问。（注：考生须脱掉自穿工作服等）

考试时间：8分钟（含准备时间）

评分标准（总分10分）

一、操作过程（9分）（考官提醒：考生脱掉自穿工作服等）

1.穿工作服和胶靴，戴手套。（1分）

2.对盛装损伤性废物的容器认真检查，确保无破损。（1分）

3.对需要收集的医疗废物进行分类和确认，放入容器中。放入容器中的损伤性废物不得任意取出。（1分）

4.容器放入医疗废物包装袋内，使用打结等有效的封口方式，使封口紧实、严密。（1分）

5.盛装医疗废物的包装物外表面贴上中文标签，标签内容包括医疗废物产生单位、产生日期、损伤性废弃物等。（2分）

6.（考官提问）医疗废弃物登记内容有哪些？答：种类、来源、重量、时间、经办人等。（1分）

7.脱工作服、胶靴及手套。（1分）

8.清洗、消毒双手（用手消毒剂或酒精棉球擦拭双手）。（1分）

二、职业素质（1分）

1.流程合理，操作规范，认真细致。（0.5分）

2.爱护物品，操作结束后规范整理使用过的物品。（0.5分）

金题峰向标 6

情景：2019年10月23日，某预防接种门诊对某村适龄儿童进行疫苗接种后，对使用过的注射器针头等进行处理。

要求：请按照《医疗废物管理条例》要求对损伤性医疗废弃物进行处理，并回答考官提问。（注：考生须脱掉自穿工作服等）

考试时间：8分钟（含准备时间）

评分标准（总分10分）

一、操作过程（9分）（考官提醒：考生脱掉自穿工作服等）

1.穿工作服和胶靴，戴手套。（1分）

2.对盛装损伤性废物的容器认真检查，确保无破损。（1分）

3.对需要收集的医疗废物进行分类和确认，放入容器中。放入容器中的损伤性废物不得

任意取出。（1分）

4.容器放入医疗废物包装袋内，使用打结等有效的封口方式，使封口紧实、严密。（1分）

5.盛装医疗废物的包装物外表面贴上中文标签，标签内容包括医疗废物产生单位、产生日期、损伤性废弃物等。（2分）

6.（考官提问）医疗废弃物登记内容有哪些？答：种类、来源、重量、时间、经办人等。（1分）

7.脱工作服、胶靴及手套。（1分）

8.清洗、消毒双手（用手消毒剂或酒精棉球擦拭双手）。（1分）

二、职业素质（1分）

1.流程合理，操作规范，认真细致。（0.5分）

2.爱护物品，操作结束后规范整理使用过的物品。（0.5分）

第五节　针刺伤的处理

医用针器对医务工作者的刺伤，可导致如人类免疫缺陷病毒（HIV）、乙型肝炎病毒（HBV）、梅毒等20余种血源性病原体的感染。针刺损伤发生的特点是护理人员发生针刺伤比例最高，门急诊是发生针刺伤的重要区域等。

一、针刺损伤的预防控制

预防控制针刺损伤的发生，从根本上讲应健全相关社会制度和法律法规；重视预防针刺伤的培训，包括发生职业暴露后的紧急处理流程、规范用药、规范医疗操作行为、规范操作过程的个人防护等；推广安全器具及锐器盒规范使用；完善医院暴露上报系统；加强宣传教育；高危人群接种疫苗等。

（一）增强自我防护意识

1.加强职业培训。

2.纠正不安全行为（回套针帽、徒手传递锐器、持锐器随意走动等）。

3.正确使用手套操作。

（二）正确处理锐器

使用后的锐器直接丢弃在锐器盒（要求：材质坚硬，防刺穿；避免开口过大，防止溅洒；一经封口不能打开），避免二次分拣，严禁徒手弯曲或掰断针头。

二、发生针刺损伤时的处置

1.冲：立即用肥皂液和流动水清洗损伤、污染的皮肤，用生理盐水冲洗黏膜。

2.挤：立即在伤口旁由近心端向远心端轻轻挤压，尽可能挤出损伤处的血液，再用肥皂液和流动水清洗，避免挤压伤口局部。

3.消：受伤部位的伤口冲洗后，应当用消毒液，如用0.5%碘伏或无刺激的消毒液进行消毒，并包扎伤口，被暴露的黏膜应当反复用生理盐水冲洗干净。伤口较深大时，经初步处理后立即采取进一步处理。

4.报：及时报告相关部门，确保能得到及时、有效的预防措施。

5.治：根据暴露程度及患者的传染病史选择具体的预防或治疗措施。

6.检：当事人在损伤的当天进行肝炎病毒、梅毒、HIV等病原学检测，并在损伤后的第4周、第8周、第12周及6个月进行复检，每次须有结果记录。

金题峰向标 1

情景：某乡村医生在为丙型病毒性肝炎患者注射药物时，左手食指指腹处不小心被针刺伤。

要求：请按照针刺损伤处置原则正确演示处理刺伤的全过程。

考试时间：8分钟（含准备时间）

评分标准（总分10分）

一、操作过程（9分）（考官在考生左手食指指腹处做出标记代表刺伤）

1.立即用流动水冲洗左手食指创口，然后用肥皂涂抹创口清除污物，再用流动水冲洗。（1.5分）

2.在左手食指旁由近心端向远心端轻轻挤压，尽可能挤出损伤处的血液，避免挤压伤口局部。（1.5分）

3.再用流动水冲洗掉血液。（1分）

4.用棉签蘸0.5%碘伏消毒液消毒创口。（1分）

5.用无菌纱布包扎伤口。（1分）

6.（口述）向相关部门报告刺伤时间、部位，潜在致病原等。（2分）

7.（口述）应进行丙型肝炎病毒检测。（1分）

二、职业素质（1分）

1.流程合理，操作规范，认真细致。（0.5分）

2.操作结束后，规范整理使用过的物品。（05分）

金题峰向标 2

情景：某村卫生室给1名HIV患者输液，输液结束乡村医生在拔针时，左手中指指腹处被针刺伤。

要求：请按照针刺损伤处置原则正确演示处理刺伤的全过程。

考试时间：8分钟（含准备时间）

评分标准（10分）

一、操作过程（9分）（考官在考生左手中指指腹处做出标记代表刺伤）

1.立即用流动水冲洗左手中指创口，然后用肥皂涂抹创口清除污物，再用流动水冲洗。（1分）

2.在左手中指旁由近心端向远心端轻轻挤压，尽可能挤出损伤处的血液，避免挤压伤口局部。（1分）

3.再用流动水冲洗掉血液。（1分）

4.用棉签蘸0.5%碘伏消毒液消毒创口。（1分）

5.用无菌纱布包扎伤口。（1分）

6.（口述）向相关部门报告刺伤时间、部位，潜在致病原等。（2分）

7.（口述）服用HIV阻断药。（1分）

8.（口述）应进行HIV病毒检测。（1分）

二、职业素质（1分）

1.流程合理，操作规范，认真细致。（0.5分）

2.操作结束后，规范整理使用过的物品。（0.5分）

金题峰向标 3

情景：某乡村医生给1名急性乙型病毒性肝炎患者输液，输液结束乡村医生在拔针时，左手中指指腹处被针刺伤。

要求：请按照针刺损伤处置原则正确演示处理刺伤的全过程。

考试时间：8分钟（含准备时间）

评分标准（10分）

一、操作过程（9分）（考官在考生左手中指指腹处做出标记代表刺伤）

1.立即用流动水冲洗左手中指创口，然后用肥皂涂抹创口清除污物，再用流动水冲洗。（1分）

2.在左手中指旁由近心端向远心端轻轻挤压，尽可能挤出损伤处的血液，避免挤压伤口局部。（1分）

3.再用流动水冲洗掉血液。（1分）

4.用棉签蘸0.5%碘伏消毒液消毒创口。（1分）

5.用无菌纱布包扎伤口。（1分）

6.（口述）向相关部门报告刺伤时间、部位，潜在致病原等。（2分）

7.（口述）注射乙型肝炎免疫球蛋白。（1分）

8.（口述）应进行乙型肝炎病毒检测。（1分）

二、职业素质（1分）

1.流程合理，操作规范，认真细致。（0.5分）

2.操作结束后，规范整理使用过的物品。（0.5分）

金题峰向标 4

情景：某乡村医生给1名HIV患者输液，输液结束后，乡村医生在处置输液器时，右手中指指腹处被针刺伤。

要求：请按照针刺损伤处置原则正确演示处理刺伤的全过程。

考试时间：8分钟（含准备时间）

评分标准（10分）

一、操作过程（9分）（考官在考生右手中指指腹处做出标记代表刺伤）

1.立即用流动水冲洗右手中指创口，然后用肥皂涂抹创口清除污物，再用流动水冲洗。（1分）

2.在右手中指旁由近心端向远心端轻轻挤压，尽可能挤出损伤处的血液，避免挤压伤口

局部。（1分）

　3.再用流动水冲洗掉血液。（1分）

　4.用棉签蘸0.5%碘伏消毒液消毒创口。（1分）

　5.用无菌纱布包扎伤口。（1分）

　6.（口述）向相关部门报告刺伤时间、部位，潜在致病原等。（2分）

　7.（口述）服用HIV阻断药。（1分）

　8.（口述）应进行HIV病毒检测。（1分）

二、职业素质（1分）

1.流程合理，操作规范，认真细致。（0.5分）

2.操作结束后，规范整理使用过的物品。（0.5分）

金题峰向标 5

情景：某乡村医生给1名乙型病毒性肝炎患者处理外伤创口过程中，左手中指指腹处不小心被手术刀片划破。

要求：请按照针刺损伤处置原则正确演示处理划伤的全过程。

考试时间：8分钟（含准备时间）

评分标准（10分）

一、操作过程（9分）（考官在考生左手中指指腹处做出标记代表划伤）

1.立即用流动水冲洗左手中指创口，然后用肥皂涂抹创口清除污物，再用流动水冲洗。（1分）

2.在左手中指旁由近心端向远心端轻轻挤压，尽可能挤出损伤处的血液，避免挤压伤口局部。（1分）

3.再用流动水冲洗掉血液。（1分）

4.用棉签蘸0.5%碘伏消毒液消毒创口。（1分）

5.用无菌纱布包扎伤口。（1分）

6.（口述）向相关部门报告刺伤时间、部位，潜在致病原等。（2分）

7.（口述）注射乙型肝炎免疫球蛋白。（1分）

8.（口述）应进行乙型肝炎病毒检测。（1分）

二、职业素质（1分）

1.流程合理，操作规范，认真细致。（0.5分）

2.操作结束后，规范整理使用过的物品。（0.5分）

第五考站 中医基本操作

第一节 常用腧穴的定位与操作

一、列缺

[定位] 在前臂，腕掌侧远端横纹上1.5寸，肱桡肌腱和拇长展肌腱之间。简便取穴法：两手虎口自然平直交叉，一手示指按在另一手桡骨茎突上，指尖下凹陷中是穴。

[操作] 向上斜刺0.5~0.8寸。

二、少商

[定位] 在手指，拇指末节桡侧，指甲根角侧上方0.1寸。

[操作] 浅刺0.1寸，或点刺出血。

三、合谷

[定位] 在手背第1、2掌骨之间，约当第2掌骨桡侧的中点。简便取穴法，拇、示两指张开，以另一手的拇指指间关节横纹，放在指蹼缘上，拇指指端到达处取穴。

[操作] 直刺0.5~1寸。孕妇禁针。

四、曲池

[定位] 屈肘成直角，在肘横纹外侧端，当尺泽与肱骨外上髁连线的中点。

[操作] 直刺1~1.5寸，可灸。

五、肩髃

[定位] 在三角肌区，肩峰外侧缘前端与肱骨大结节两骨间凹陷中。简便取穴法：屈臂外展，肩峰外侧缘呈现前后两个凹陷，前下方的凹陷即是本穴。

[操作] 直刺或向下斜刺0.8~1.5寸。肩周炎宜向肩关节直刺，上肢不遂宜向三角肌方向斜刺。

六、下关

[定位] 在面部，颧弓下缘中央与下颌切迹之间凹陷中。

[操作] 直刺0.5~1寸。留针时不可做张口动作，以免折针。

七、天枢

[定位] 脐中旁开2寸。
[操作] 直刺1~1.5寸。

八、足三里

[定位] 犊鼻穴下3寸，胫骨前嵴外一横指处。
[操作] 直刺1~2寸。强壮保健常用温灸法。

九、三阴交

[定位] 内踝尖上3寸，胫骨内侧缘后际。
[操作] 直刺1~1.5寸。孕妇禁针。

十、阴陵泉

[定位] 在小腿内侧，胫骨内侧髁下缘与胫骨内侧缘之间的凹陷中。
[操作] 直刺1~2寸。

十一、神门

[定位] 在腕前区，腕掌侧远端横纹尺侧端，尺侧腕屈肌腱的桡侧凹陷处。
[操作] 直刺0.3~0.5寸。

十二、后溪

[定位] 在手内侧，第5掌指关节尺侧近端赤白肉际凹陷中。
[操作] 直刺0.5~1寸。治手指挛痛可透刺合谷穴。

十三、肾俞

[定位] 第2腰椎棘突下，旁开1.5寸。
[操作] 直刺0.5~1寸。

十四、大肠俞

[定位] 第4腰椎棘突下，旁开1.5寸。
[操作] 直刺0.8~1.2寸。

十五、委中

[定位] 在膝后区，腘横纹中点。
[操作] 直刺1~1.5寸，或用三棱针点刺腘静脉出血。针刺不宜过快，过强，过深。

十六、太溪

[定位] 内踝高点与跟腱后缘连线的中点凹陷处。
[操作] 直刺0.5~1寸。

十七、内关

[定位] 腕横纹上2寸，掌长肌腱与桡侧腕屈肌腱之间。
[操作] 直刺0.5~1寸。

十八、支沟

[定位] 在前臂后区，腕背侧远端横纹上3寸，尺骨与桡骨间隙中点。
[操作] 直刺0.5~1寸。

十九、风池

[定位] 在颈后区，胸锁乳突肌与斜方肌上端之间的凹陷中，平风府穴。
[操作] 针尖微下，向鼻尖斜刺0.8~1.2寸，或平刺透风府穴。深部中间为延髓，必须严格掌握针刺的角度与深度。

二十、环跳

[定位] 在臀部，当股骨大转子高点与骶管裂孔连线的外1/3与内2/3交点处。
[操作] 直刺2~3寸。

二十一、阳陵泉

[定位] 腓骨小头前下方凹陷处。
[操作] 直刺1~1.5寸。

二十二、太冲

[定位] 足背，第1、2跖骨结合部之前凹陷中。
[操作] 直刺0.5~0.8寸。

二十三、大椎

[定位] 后正中线上，第7颈椎棘突下凹陷中。
[操作] 向上斜刺0.5~1寸。

二十四、百会

[定位] 前发际正中直上5寸，约当两侧耳尖连线之中点。
[操作] 平刺0.5~0.8寸。升阳举陷可用灸法。

二十五、水沟

[定位] 在人中沟的上1/3与下2/3交点处。
[操作] 向上斜刺0.3~0.5寸，一般不灸。

二十六、关元

[定位] 前正中线上，当脐中下3寸。

[操作] 直刺1~1.5寸，须排尿后进行针刺，多用灸法。孕妇慎用。

二十七、中脘

[定位] 在上腹部，前正中线上，当脐中上4寸。

[操作] 直刺1~1.5寸。

二十八、太阳

[定位] 眉梢与目外眦之间，向后约1寸处凹陷中。

[操作] 直刺0.3~0.5寸。

二十九、四神聪

[定位] 在头部，百会前、后、左、右各旁开1寸，共4穴。

[操作] 平刺0.5~0.8寸。

三十、十宣

[定位] 在手指，十指尖端，距指甲游离缘0.1寸，左、右共10穴。

[操作] 浅刺0.1~0.2寸，或点刺出血。

下列孕妇禁针的穴位是
A.合谷　　　B.曲池　　　C.天枢　　　D.足三里　　　E.太阳
『正确答案』A

位于脐中旁开2寸的穴位是
A.曲池　　　B.中脘　　　C.关元　　　D.足三里　　　E.天枢
『正确答案』E

腓骨小头前下方凹陷处的穴位是
A.阳陵泉　　B.阴陵泉　　C.足三里　　D.三阴交　　　E.太冲
『正确答案』A

第7颈椎棘突下凹陷中的穴位是
A.风池　　　B.大椎　　　C.肾俞　　　D.百会　　　E.水沟
『正确答案』B

环跳穴的定位是
A.当股骨大转子高点与骶管裂孔连线的外1/3与内2/3交点处
B.当股骨大转子高点与骶管裂孔连线的外2/3与内1/3交点处
C.当股骨大转子高点与骶管裂孔连线的中点

D.当股骨大转子中点

E.以上都不是

『正确答案』A

肾俞穴位于

A.第1腰椎棘突下，旁开1.5寸　　B.第2腰椎棘突下，旁开1.5寸

C.第3腰椎棘突下，旁开1.5寸　　D.第4腰椎棘突下，旁开1.5寸

E.第2腰椎棘突下，旁开3寸

『正确答案』B

水沟穴的操作，合理的是

A.直刺0.3~0.5寸　　　　B.直刺1~1.5寸　　　　C.向上斜刺1~1.5寸

D.向上斜刺0.3~0.5寸　　E.常艾灸

『正确答案』D

第二节　针刺操作

一、提插法

针刺入腧穴后，施以上提下插的操作手法。

浅层—深层（插），深层—浅层（提）。

提插幅度的大小、层次的变化、频率的快慢和操作时间的长短，应根据体质、病情、腧穴部位和针刺目的灵活掌握。

二、捻转法

顺时针—逆时针。

捻转角度的大小、频率的快慢、时间的长短应根据患者的体质、病情、腧穴的部位、针刺目的而定。

不能单向捻针。

三、平补平泻法

平补平泻法是指进针得气后施予均匀的提插、捻转的手法。

1.器材准备：毫针、75%酒精、消毒干棉球、消毒棉签、棉球缸、针盘、镊子或止血钳等。

2.操作步骤：进针得气后，施予均匀的提插、捻转手法。即每次提插的幅度、捻转的角度要基本一致，频率适中，节律和缓，针感强弱适当。

3.注意事项

（1）操作时间的长短要适中，要根据患者的体质、病情和腧穴的部位而定。

（2）适用于虚实不明显或虚实兼有的病证。

下列关于针刺操作的说法不正确的是
A.由浅到深为插法
B.由深到浅为提法
C.应当单方向捻针
D.提插幅度应考虑体质、病情、腧穴部位和针刺目的
E.捻转的方向有顺时针和逆时针
『正确答案』C

第三节　艾灸操作

一、隔姜灸

功效：温胃止呕，散寒止痛。
将鲜姜切成薄片，中间以针刺数孔，再将艾炷放在姜片上点燃施灸。以皮肤红润而不起疱为度。

二、隔盐灸

因本法只用于脐部，又称神阙灸。用纯净、干燥的精制食盐填敷于肚脐，使其与脐平，上置艾炷施灸，如患者稍感灼痛，即更换艾炷。也可于盐上放置姜片后再施灸。一般灸5~9壮。此法有回阳、救逆、固脱之功，但需要连续施灸，不拘壮数，以待脉起、肢温，症状改善。

三、温和灸

一般每处灸5~10分钟，至皮肤出现红晕为度。对于昏厥、局部知觉迟钝的患者，医者可将中、示二指分张，置于施灸部位的两侧，感知温度，防止烫伤。

四、雀啄灸

施灸时，艾条点燃的一端与施灸部位的皮肤并不固定在一定的距离，而是像鸟雀啄食一样，一上一下，忽近忽远地移动施灸，以给施灸局部一个变量的刺激。

隔姜灸的功效是
A.回阳救逆，温中散寒
B.温胃止呕、散寒止痛
C.解毒杀虫
D.补火助阳，散寒止痛
E.以上都有
『正确答案』B

第四节　刮痧操作

一、握持及运板方法

单手握板，将刮痧板放置于掌心，由拇指、示指和中指夹住刮痧板，无名指和小指紧贴刮痧板边角，从三个角度固定刮痧板。刮痧时利用指力和腕力调整刮痧板角度，使刮痧板与皮肤之间的夹角为45~90°，以肘关节为轴心，前臂做有规律的移动。

二、刮痧方向和顺序

选择刮痧部位顺序的总原则为先头面后手足，先背腰后胸腹，先上肢后下肢；方向为由上向下，由内向外，单方向刮拭，尽可能拉长距离。头部一般采用梳头法，由前向后；面部一般由正中向两侧，下颌部向外上刮拭；颈肩背部沿正中、两侧由上往下，肩上由内向外，肩前、肩外、肩后由上向下；胸部正中应由上向下，肋间则应由内向外；腹部应由上向下，逐步由内向外扩展；四肢宜向末梢方向刮拭。

三、刮痧力度和补泻

用力均匀，先轻刮6~10次，然后加重刮拭6~10次，再减力轻刮6~10次。

补法：力度小，速度慢，时间长。适用于虚证及对疼痛敏感者。

泻法：力度大，速度快，时间短。适用于实证及骨节疼痛者。

平补平泻法：介于补法和泻法之间。力度和速度适中，时间因人而异。适用于虚实夹杂证、亚健康人群及慢性疾病患者。

四、刮痧时间和疗程

1.时间：每个部位刮20~30次，每位患者通常选3~5个部位；局部刮痧一般5~10分钟，全身刮痧宜10~20分钟。

2.间隔：两次刮痧之间宜间隔3~6天，或以皮肤上痧退、手压皮肤无疼痛感为宜；若病情需要而刮痧部位的痧斑未退，不宜在原部位进行刮拭，应另选其他相关部位。

3.疗程：急性病——至痊愈；慢性疾病——7~10次。

五、刮痧程度

1.力量：用力均匀，由轻到重，以患者能够承受为度。

2.出痧：一般刮至皮肤出现潮红、紫红色等颜色变化，或出现粟粒状、丘疹样斑点，或片状、条索状斑块等形态变化，并伴有局部热感或轻微疼痛。不可强求出痧。

六、刮痧手法

1.直线刮法：又称直板刮法。用于身体比较平坦的部位，如背部、胸腹部、四肢部位。

2.弧线刮法：刮痧方向多循肌肉走行或根据骨骼结构特点而定。用于胸背部肋间隙、肩关节和膝关节周围等。

3.摩擦法：将刮痧板与皮肤直接紧贴，或隔衣布进行旋转移动或直线式往返移动。用于麻木、发凉或绵绵隐痛的部位，如肩胛内侧、腰部和腹部。也可用于刮痧前的放松。

4.梳刮法：用刮痧板或刮痧梳从前额发际处及双侧太阳穴处向后发际处做有规律的单方向刮拭，如梳头状。此法宜用于头痛、头晕、疲劳、失眠和神经紧张等。

七、注意事项

1.保暖：避免风扇、空调直接吹刮拭部位。
2.刮痧后不可立即食用生冷食物，出痧30分钟内不宜洗澡。
3.儿童、年迈体弱及对疼痛较敏感者，宜轻刮。
4.凡肌肉丰满处，用刮痧板的横面刮；关节、四肢末端、头面部，用刮痧板的棱角刮。
5.下肢静脉曲张或下肢肿胀者，宜采用逆刮法。

八、刮痧禁忌证

1.严重心脑血管疾病、肝肾功能不全等出现浮肿者。
2.有出血倾向者。
3.有传染性疾病者。
4.急性扭挫伤、皮肤出现肿胀破溃者。
5.刮痧不配合者，如醉酒、精神分裂症、抽搐者。
6.眼睛、口唇、舌体、耳孔、鼻孔、乳头、肚脐、前后二阴以及大血管显现处，孕妇的腹部、腰骶部。

以下关于刮痧补法的叙述，正确的是
A.力度小　　　　　　　　　　B.速度慢
C.时间较长　　　　　　　　　D.适用于体质虚弱的患者和虚证
E.以上都对
『正确答案』E
『答案解析』补法：力度小，速度慢，时间长。适用于虚证及对疼痛敏感者。泻法：力度大，速度快，时间短。适用于实证及骨节疼痛者。平补平泻法：介于补法和泻法之间。力度和速度适中，时间因人而异。适用于虚实夹杂证、亚健康人群及慢性疾病患者。

直线刮法适宜的操作部位是
A.骨骼关节凹陷部位　　　　　B.背部棘突之间
C.头部　　　　　　　　　　　D.背部、四肢等平坦部位
E.以上都对
『正确答案』D
『答案解析』刮痧手法中的直线刮法适用于比较平坦的部位，如背部、胸腹部、四肢部。

第五节　拔罐操作

一、留罐法

最常用，一般疾病均可应用，而且单罐、多罐皆可。

留罐10~15分钟，然后将罐起下。

二、走罐法

亦称推罐法或拉罐法。

适用于面积较大，肌肉丰厚的部位，如脊背、腰臀、大腿等。

拔罐时先在施术部位的皮肤或灌口上涂一层润滑油，再将罐拔住，然后右手握罐，往返推动，至所拔部位的皮肤红润、充血，甚或瘀血时，将罐起下。

三、闪罐法

多用于局部皮肤麻木、疼痛或功能减退等疾患，尤其适用于不宜留罐的患者或部位，如小儿、年轻女性的面部。

反复多次地拔住、起下、起下、拔住，直至皮肤潮红、充血或瘀血为度。

下列哪种拔罐方法最适合面部使用

A.留罐法　　　　　　　　　　B.走罐法

C.闪罐法　　　　　　　　　　D.以上都适合

E.以上都不适合

『正确答案』C

第六节　推拿操作

一、推法

（一）操作方法

1.平推法

主要分为拇指平推法、掌平推法和肘平推法。

（1）拇指平推法：术者用拇指面着力，紧贴体表，其余四指分开助力，肘关节屈伸带动拇指沿经络循行或与肌纤维平行方向做单方向沉缓推动。

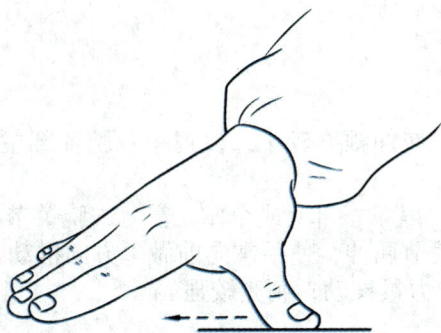

拇指平推法

（2）掌平推法：术者用手掌按于体表，以掌根部（或全掌）为着力点，肘关节屈伸带动手掌向一定方向沉缓推动。

（3）肘平推法：屈肘，以肘尖着力于一定部位，沿肌纤维走行方向做直线缓慢推动。

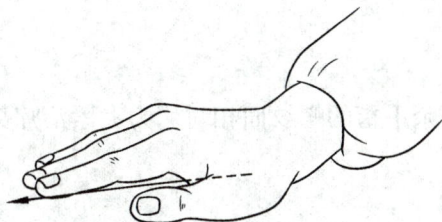

掌平推法

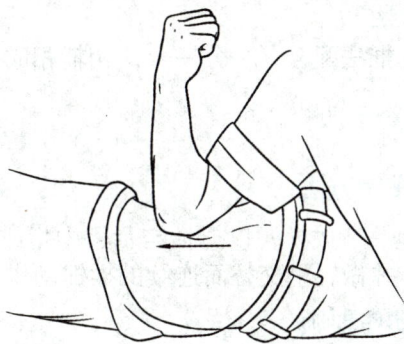

肘平推法

2. 直推法

用拇指桡侧面或示、中两指螺纹面着力于一定部位或穴位上，做单方向的直线推动。

3. 旋推法

用拇指螺纹面在穴位上做螺旋形推动。

4. 分推法

用双手拇指螺纹面或掌面紧贴在体表上，自中心部位分别向左右两侧单方向推开。

5. 合推法

用双手拇指螺纹面或掌面紧贴在体表上，自穴位两旁推向穴位中间。

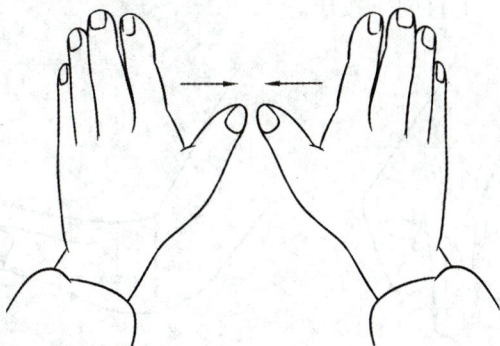

合推法

（二）动作要领

1. 平推法

着力较大的一种推法。

（1）拇指平推法：肘关节屈伸幅度较小，以拇指及腕臂部主动用力，向拇指端方向做短距离单方向直线推动。

（2）掌平推法：操作时，以掌根部（或全掌）着力，腕关节略背伸，以肩关节为运动支点，上臂主动用力，带动肘关节屈伸，使手掌向前做单方向推动。

（3）肘平推法：借助躯体力量推动，刺激较强。

2. 直推法

压力较平推法为轻，动作要求轻快连续，一拂而过，推后皮肤不发红。

3. 旋推法

仅靠拇指做小幅度的环旋运动，不带动皮下组织运动。

4. 分推法

向两旁分推时既可做直线推动，也可沿弧线推动。

5. 合推法

常与分推法配合，一分一合，相辅相成。

二、拿法

（一）操作方法

术者腕关节放松，以拇指与示、中指或其余手指的螺纹面相对用力夹紧治疗部位，将肌纤维提起，并做轻重交替而连续的揉捏动作。

（二）动作要领

1. 腕关节放松，手指伸直，以平坦的指腹着力夹住治疗部位，与拇指相对手指的掌指关节屈曲，类似剪刀式，相对用力提捏皮肤及皮下软组织。

2. 用力缓慢柔和而均匀，由轻到重，再由重到轻，揉捏动作连贯。

三、按法

（一）操作方法

1. 指按法

以指着力于治疗部位，垂直向下按压。

2. 掌按法

以掌着力于治疗部位，垂直向下按压。

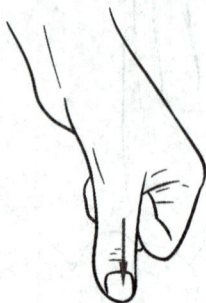 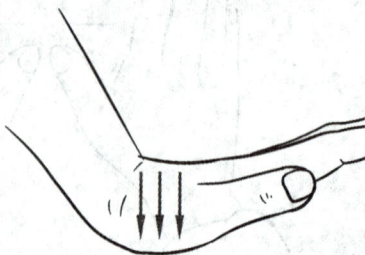

指按法 　　　　　　　　　　掌按法

（二）动作要领

1.按压方向垂直，由轻到重，稳而持续，使刺激充分透达到机体组织的深部，然后逐渐减轻压力，遵循从轻到重再到轻的原则。

2.需要较大刺激时，可略前倾身体，借助躯干的力量增加刺激。

四、揉法

（一）操作方法

1.鱼际揉法

以鱼际部着力，肘关节微屈呈120~140°，以肘关节为支点，前臂主动摆动，带动鱼际在治疗部位做环旋揉动，频率每分钟120~160次。

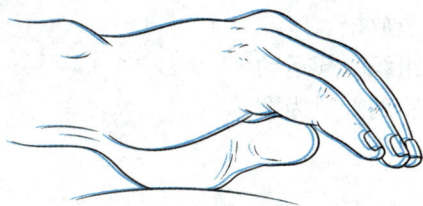

鱼际揉法

2.掌根揉法

以掌根部位着力，其余同鱼际揉法。

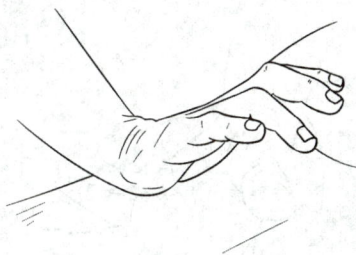

掌根揉法

3.拇指揉法

以拇指螺纹面着力，其余手指扶持于合适部位，腕关节微屈或伸直，前臂做小幅度摆动，带动拇指在施术部位上做环旋运动，频率为每分钟120~160次。

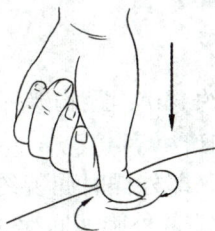

拇指揉法

4. 中指揉法

以中指螺纹面着力，中指指尖关节伸直，掌指关节微屈，以肘关节为支点，前臂做小幅度主动运动，带动中指螺纹面在施术部位做环旋运动，频率为每分钟120~160次左右。

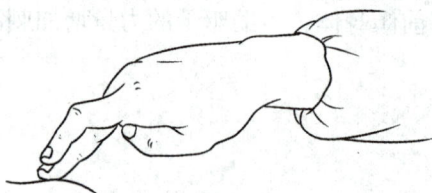

中指揉法

（二）动作要领

1. 沉肩、垂肘、悬腕，关节放松。
2. 揉法操作时要带动皮下组织一起运动。
3. 所施压力适中，以患者感到舒适为度。

五、㨰法

（一）操作手法

术者拇指自然伸直，手握空拳，小指、无名指的掌指关节自然屈曲约90°，以手掌背部近小指侧部分贴附于治疗部位上，前臂主动摆动，手背尺侧持续不断地来回滚动，频率每分钟120次左右。

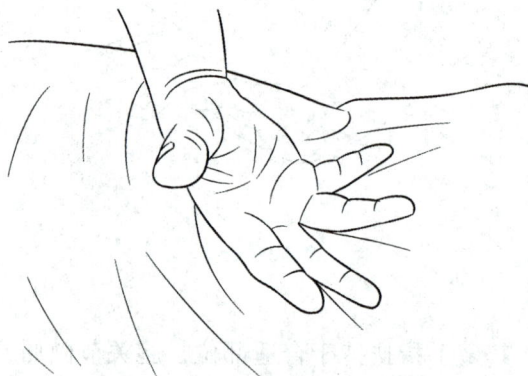

㨰法

（二）动作要领

1. 沉肩，垂肘，肘关节自然屈曲约140°，距胸壁一拳左右，松腕，手握空拳，小指至示指掌指关节屈曲角度依次减小，吸定于治疗部位。
2. 腕关节屈伸幅度要在120°左右，即外摆时屈腕约80°，回摆时伸腕约40°，使手掌背部1/2的面积依次接触治疗部位。外摆时前臂外旋，回摆时前臂内旋。
3. 刺激轻重交替，前滚和回滚时着力轻重之比为3∶1。
4. 在体表移动时应在吸定的基础上，保持手法的固有频率，移动速度不宜过快。

5.在临床应用时经常配合患者肢体的被动运动。

以下对擦法的叙述，不正确的是：
A.擦法操作的频率为120次/分钟
B.操作时可以拖动
C.在体表移动时应吸定在治疗部位
D.主要以手掌尺侧接触治疗部位
E.刺激轻重交替
『正确答案』B

六、捏法

以拇指和其他手指在治疗部位做对称性的挤压、捻动，称为捏法。

若以捏法施于脊柱，就称为捏脊法。由于此法善治小儿疳积，收效神奇，所以又称为"捏积法"。下面介绍捏脊法的两种操作方法。

1.医生双手呈握拳状，以示指中节的背侧紧贴于患者脊柱两侧，拇指伸直前置，并对准示指中节桡侧掌面，而后将皮肤捏起，并轻轻挤压、捻动，双手交替，缓慢向前移动。

2.医生双腕下垂，拇指伸直，指面向前，与示、中两指指面相对；以拇指指端掌面分别紧贴于患者脊柱两侧，示、中两指与拇指相对用力将皮肤捏起，并轻轻挤压、捻动，双手交替，缓慢向前移动。

捏脊（积）的操作一般均由龟尾穴开始，沿脊柱两侧而上，止于大椎穴，一般连续操作5~6遍。结合病情，对需要加强手法刺激的患儿，常用捏三提一法。即先捏脊一遍，从第二遍起，每向前捏三次，双手在同一平面同时用力向上提拉一次；或者对重要穴位如肾俞、脾俞、肺俞诸穴位处进行提拉。在提拉皮肤时，常听到较清脆的"嗒嗒"声，这属于正常的筋膜剥离声。

另外须注意，在应用捏法时应以拇指指端掌面为着力点，而不能单纯以拇指指端为着力点，更不能将皮肤拧转。捏起肌肤过多，则动作呆滞不易向前推进，过少则易滑脱；用力过重易疼痛，过轻又不易得气。

功效：调整阴阳，疏通经络，健脾和胃，促进气血运行，改善脏腑功能，增强机体抗病能力。

主治：小儿疳积、消化不良、佝偻病、腹泻等。

此法常用作小儿保健，以增进食欲，强壮体质。

捏脊法除小儿推拿应用以外，对成人的失眠、神经衰弱、慢性胃肠功能紊乱等也同样有治疗作用。